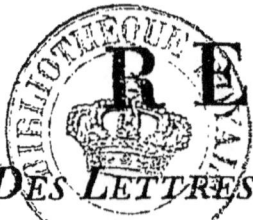

RECUEIL

DES LETTRES adressées à M. le Docteur MARIE-DE-SAINT-URSIN, 1.° sur les Erreurs destructives de l'espèce humaine ; 2.° sur les Moyens prophylactiques et curatifs de la plupart des maladies, et sur-tout de celles qui sont nerveuses ; 3.° sur la Nature des remèdes qu'on peut employer pour les guérir ; 4.° sur la Manière de varier les vertus médicamenteuses du lait et du miel.

Par M. FRIER,

Docteur en médecine à Grenoble.

PRÉFACE.

HIPPOCRATE eut raison de dire que la médecine était le plus beau de tous les arts ; son ancienneté et l'excellence de son objet le confirment. On ne connaît aucun bon médecin avant *Hippocrate ;* il était né à l'isle de Cos, dans les heureux tems de la Grèce, avec un génie supérieur pour la médecine. Après avoir long-tems étudié et bien observé, il ramassa tout ce qui était épars ; il rendit précises les connaissances vagues, en y mettant l'ordre dont elles étaient susceptibles, et en tirant de l'expérience les règles ou principes qu'il nous a laissés. Il sut prédire le cours et la fin des maladies ; il eut sur-tout un talent admirable pour discerner les causes, les symptômes du mal, la constitution des saisons, la nature de l'air et le tempérament du malade.

L'histoire fidèle qu'il a donnée des maladies, l'ordre et la justesse de ses pronostics, la richesse des faits et la méthode lumineuse avec laquelle il les expose, ne laissent rien à désirer. Pour s'en convaincre, il suffit de lire ses écrits ; on y voit qu'il n'y a dans la pratique ni malheurs ni succès dont on ne puisse tirer avantage. Ses ouvrages sur les épidémies sont des chefs-d'œuvre : quelle sagesse ne montre-t-il pas dans le traitement des maladies aiguës ! Il n'y recommande que la diète la plus humectante, la plus capable d'émousser l'âcrimonie des humeurs, et la plus propre à en éteindre le feu ; il n'y prescrit que les remèdes les plus doux tirés des végétaux analogues. Il suivait de si près la nature, qu'il en avait pour ainsi dire pénétré les mystères et les profondeurs. Elle fut toujours son guide, et la vérité fit la moitié du chemin en sa faveur (elle se montre à tous ceux qui la recherchent). Si *Hippocrate* (1) fut heureux, il ne le fut

_____

(1) Il est étonnant que, depuis la mort d'*Hippocrate* jusqu'à nos jours, les médecins qui ont pris leur science dans les ouvrages de ce grand-homme, qu'ils regardent, à juste titre, comme le père de la médecine, ne se soient pas réunis pour élever un monument à sa mémoire.

qu'en employant les remèdes convenables ; aussi jouit-il pendant sa vie de la plus haute considération. Les Rois et les peuples lui demandaient des conseils. Les vrais médecins admirent encore aujourd'hui sa pratique, se font honneur de la suivre et de l'enrichir par de nouvelles découvertes, fruits de l'observation et de l'expérience qui furent toujours la véritable manière d'étudier les phénomènes que nous présente la nature, et d'établir sûrement les principes de l'art de guérir. Mais la route qu'*Hippocrate* et ses disciples avaient tracée, a été long-tems presque entièrement abandonnée ; l'esprit de système a succédé à l'observation et a été suivi jusqu'au 16.ᵉ siècle. Depuis cette époque, les découvertes utiles se sont multipliées, le nombre des partisans de la vérité s'est augmenté ; leurs ouvrages sont autant de traits de lumière qui dissipent les ténèbres et qui inspirent l'amour de l'étude de la première des sciences. Cependant il existe encore des erreurs dans la médecine,

et c'est dans la vue d'en combattre quelques-unes que j'ai pris la plume.

Si l'observation médicale est souvent
très-pénible, soit par la contrariété de tant
de systèmes, soit par les bornes de l'art,
la jouissance que donne le sentiment d'une
conscience indépendante du blâme injuste
et de vains applaudissemens, élève l'ame
au-dessus de toutes les opinions et lui fait
braver les cris impuissans de la jalousie ou
de la médiocrité...

Parler ou écrire sur les erreurs destructives de l'espèce humaine, c'est s'imposer
une tâche honorable, mais difficile. Je laisse
au lecteur éclairé et impartial le soin de
juger si je l'ai remplie.

PREMIÈRE LETTRE

Adressée à Monsieur le Docteur MARIE DE SAINT - URSIN, Rédacteur général de la Gazette de Santé, à Paris, relativement à l'emploi de l'émétique, comme moyen curatif des maladies catarrales, et à la prévention trop générale contre la saignée ; par M. FRIER, docteur en médecine à Grenoble.

SECONDE ÉDITION.

Combattre les abus, réprimer les erreurs, donner des avis salutaires, tel est le devoir de l'homme en société.

MONSIEUR et cher Collègue,

L'ART de guérir place sans cesse ceux qui en font profession dans la nécessité d'examiner, non-seulement les principes des maux qui affligent l'humanité, mais encore les influences des différentes températures de chaque climat. L'hiver est ordinairement une saison plus meurtrière que les autres ; aussi la médecine est-elle toujours attentive, riche en conseils et économe en remèdes, sur-tout lorsqu'il s'agit de la médecine expectante. Elle indique les moyens de prévenir les maladies ; elle fait connaître les signes qui caractérisent chaque classe ; elle démontre l'évidence ou l'obscurité du principe ; elle enseigne l'administration des remèdes, les plus efficaces, en préférant toujours les simples aux composés ; et en effet, le corps humain résultant d'élémens simples, des moyens analogues doivent et le réparer et le maintenir (1).

---

(1). La simplicité est l'amie de la nature, elle doit être aussi la compagne du médecin ; s'il néglige ou s'il méprise l'une des deux, il pèche contre l'une et l'autre, et cette violation n'est jamais sans inconvénient.

Le praticien prudent et habile consulte les habitudes de son malade, les rapports de ses maux actuels avec sa vie passée, avec le climat qu'il a habité et qu'il habite, avec les affections de son âme ; c'est-à-dire, qu'il examine avec attention le tempérament, la constitution, les différens degrés de sensibilité et d'irritabilité, l'âge du malade, les espèces de maladies auxquelles il a été sujet, celles qui règnent dans son pays, les qualités particulières de l'air qu'il a respiré et qu'il respire, les maladies propres à son âge, à son genre de travail, à sa nourriture, à ses passions et à son sexe. Lorsqu'il a acquis une parfaite connaissance du caractère de la maladie, il observe tranquillement les efforts de la nature, savoir, s'ils tendent à une bonne coction et à une crise salutaire ; et si au contraire ils paraissent nuisibles au salut du malade, il épie l'occasion et le moment où il peut aider la nature à combattre l'obstacle, en administrant les remèdes qu'il connaît les plus efficaces ; il hésite, il conjecture, et après avoir donné le remède, il en attend l'effet avant de récidiver. Consultant sans cesse la nature, il sait qu'elle seule guérit un grand nombre de maladies, et que son premier soin doit être de ne pas la contrarier dans ses opérations, lors surtout qu'elles paraissent avantageuses au salut du malade, comme aussi de les modérer dans le cas contraire.

Le médecin prudent suit pas-à-pas la nature dans les phénomènes qu'elle présente, tant sur les causes des maladies, leurs périodes et leurs redoublemens, que sur l'effet des crises et des remèdes; cependant il ne serait pas extraordinaire qu'il pût quelquefois se tromper.

Veuillez, Monsieur, me permettre ici quelques réflexions sur plusieurs articles de votre *Gazette de santé.*

J'ai reçu, le 26 février 1807, votre lettre et le Prospectus de votre journal, dont vous avez bien voulu me gratifier.

J'ai lu avec plaisir, dans trois de vos numéros, les articles qui concernent la constitution médicale et les moyens préservatifs (L'art de prévenir les maladies est bien plus précieux que celui de les guérir). Mais quant aux moyens curatifs, soit par rapport à leur généralité, soit par rapport à leur activité, permettez-moi de vous faire part de quelques apperçus qui diffèrent peut-être de votre opinion.

Convaincu de l'impartialité qui vous caractérise, je m'empresse de vous adresser ces apperçus.

Dans le premier numéro qui m'est tombé sous la main, vous ordonnez le tartre stibié ou émétique comme remède universel contre les maladies régnantes ou rhumes catarreux, par la raison, dites-vous, que ces rhumes n'ont d'autre cause qu'une saburre contenue dans les premières voies (2), sans avoir égard aux complications, aux genres, aux espèces, aux degrés, à l'âge, au sexe, aux tempéramens, aux climats, etc.

J'ai été témoin que le tartre émétique, le kermès et autres remèdes actifs, employés sans connaissance de cause, ont fait beaucoup de victimes; ce qui m'engage à observer que non-seulement les saburres ou crudités de toutes les espèces qui embourbent l'estomac, excitent la toux ou le rhume, mais encore la péripneumonie, la phthisie, l'hydropisie, l'irritation du larynx ou de la glotte, l'inflammation de la plèvre, du diaphragme, et généralement toutes les maladies de la poitrine.

Il est vrai que les émétiques conviennent en général dans tous les cas où il faut purger la saburre contenue dans les premières voies ; mais quand même cette saburre existerait dans les premières

---

(2) Dans plusieurs cas l'acidité prédominante des fluides, la transpiration retenue, la viscosité du sang et sa stagnation dans les extrémités du système artériel, etc., sont autant de causes qui concourent avec la saburre des premières voies à compliquer la maladie.

Ce sont les vicissitudes ou variations brusques et rapides de l'air qui tendent le plus à favoriser l'absorption, au moyen du système absorbant, et par là, deviennent la cause principale des affections catarrhales, soit que l'air agisse à l'extérieur, en frappant la superficie du corps humain, soit à l'intérieur par les organes de la respiration.

voies ; on ne peut, sans danger, l'évacuer par les émétiques, sur-tout par le tartre stibié : ... ...

1.º Dans les maladies inflammatoires, soit essentielles, soit symptomatiques du bas-ventre, principalement si l'inflammation attaque quelques viscères ; pas même dans les cas d'inflammation menaçante ;

2.º Dans les douleurs fixes, dans les ulcères et dans les blessures du ventricule, quand même elles seraient guéries ;

3.º Dans le crachement et le vomissement de sang périodiques ;

4.º Dans les hernies, sur-tout avec étranglement, et dans les inflammations des parties génitales ;

5.º Dans les squirrhes, abcès ou ulcères des viscères ;

6.º Dans les affections des poumons, excepté dans la vomique ;

7.º Enfin, dans les maladies des femmes enceintes et de celles nouvellement accouchées.

Dans les cas où l'émétique est indispensable, on observe d'abord les forces des malades ; s'ils sont faibles, on administre graduellement de quart-d'heure en quart-d'heure, dans une potion cordiale, l'ipécacuanha, soit en substance, soit en infusion, soit en sirop ou en pastilles, jusqu'à ce que le vomissement commence à se manifester. Il faut encore observer que nous avons des tempéramens dont les solides sont très-susceptibles d'irritabilité, et qu'il peut arriver des super-purgations, ou survenir dans toute la machine des dérangemens qui conduiraient aux convulsions mortelles.

Chez les personnes robustes, lorsque la pléthore sanguine existe, les émétiques doivent être précédés par l'usage des boissons délayantes, la diète, les lavemens, les bains de vapeur reçus par la bouche et par le nez, les saignées réitérées, selon l'exigence des cas.

Chacun sait que pour faciliter et soutenir le vomissement, l'on fait boire au malade quantité d'eau tiède, dans laquelle on mêle un peu de bouillon pour ceux qui ont l'estomac faible. Si le vomissement dure trop long-tems ou qu'il purge trop, on emploie les bouillons gras, l'eau de poulet, de veau, d'agneau, les potions huileuses et calmantes, en y ajoutant les gouttes anodines. On fait usage des lavemens émolliens et des saignées, si le malade est d'un tempérament sanguin, et que le cas soit urgent.

Pour ce qui concerne les tems où l'on doit purger par le haut ou par le bas, ils sont généraux ou particuliers.

A l'égard des tems généraux, Hippocrate ne veut pas qu'on purge dans le commencement des maladies aiguës, c'est-à-dire dans le tems des crudités, à moins que les humeurs ne soient surabondantes dans les premières voies, ce qui arrive rarement dans ces maladies, ainsi qu'il l'a dit dans ses *Aphorismes* 21, 22 et 24, sect. 1.re (3).

D'après ces observations, on peut purger dans tous les tems, si les indications se présentent ; et si elles ne se présentent qu'à la coction, on ne doit purger que dans ce tems-là.

A l'égard des tems particuliers, on doit toujours attendre la rémission, en continuant néanmoins à suivre les indications, de sorte que les signes, la coction, le tems, la nature et l'abondance des humeurs nous dirigent dans tous les cas.

Tant de circonstances ne peuvent être apperçues que par les médecins prudens, sages et éclairés de chaque climat. C'est à eux seuls qu'il appartient de savoir distinguer dans les maladies, 1.° ce qui est simple d'avec ce qui est compliqué, ce qui est grave d'avec ce qui ne l'est pas, ce qui est constant d'avec ce qui est accidentel, ce qui présente le caractère essentiel de la maladie d'avec ce qui n'est qu'une circonstance accessoire ; ils jugent s'ils doivent faire usage de la médecine expectante ou de la médecine agissante (4).

---

(3) La médecine, toujours constante dans sa marche, n'est aujourd'hui que ce qu'elle fut autrefois, un résultat d'observations. Nous ne connaissons encore d'autres pronostics que ceux *d'Hippocrate* ; ses sentences font loi, et les plus habiles praticiens de nos jours ne sont que ses disciples.

(4) *Le vrai caractère qui les distingue l'une de l'autre,*

2.º Ils savent faire la différence du caractère de chaque maladie en particulier, suivant la différence des lieux, des tems et des circonstances ; ils savent tour-à-tour obéir et commander à la nature.

3.º Ils distinguent les cas où il serait dangereux d'abandonner à la nature un moment qui est fait pour l'art, comme aussi de donner à l'art un moment qui appartient à la nature ; c'est-à-dire qu'ils savent que la faute est également nuisible au salut du malade, si l'on emploie la médecine agissante là où il faudrait attendre, et si l'on s'en tient à la médecine expectante là où il faudrait agir.

4.º Ils savent faire la différence du principe morbifique matériel d'avec le principe vital.

5.º Ils découvrent le principe et les signes de la maladie, le moment de l'attaquer, les moyens propres à seconder les efforts que fait la nature pour retrouver l'équilibre qu'elle a perdu ; et pour cela ils savent s'ils doivent se borner à prescrire des secours moraux, ou s'ils doivent y joindre des secours physiques, en agissant soit dans le tems de la grande irritation, soit après la crise et la coction.

---

c'est que la médecine expectante livre la maladie à la conduite de la nature, tandis que la médecine agissante enlève à la nature la conduite de la maladie pour se l'approprier à elle-même.

6.º Ils savent que la destruction du principe morbifique est dans toutes les maladies la voie de guérison la plus courte, la plus sûre et la plus radicale;
aussi savent-ils agir toutes les fois que les efforts de
la nature paraissent visiblement excessifs, comme
aussi lorsqu'ils paraissent insuffisans ou mal dirigés.

7.º Ils savent que dans les grands maux il faut
employer de prompts secours et de grands remèdes;
que dans une infinité de cas, le succès de la guérison des maladies dépend de la conduite que l'on
tient dans le principe; que dans plusieurs maux,
tels que l'apoplexie, la léthargie, la paralysie, la
morsure et piqûre des animaux, tant enragés que
vénimeux, l'ouverture d'une artère, etc. (5), la
médecine est la science du moment, et que si le
traitement est mal ordonné, le mal alors augmente
et devient sans ressource.

8.º Ils savent quand et comment ils doivent réprimer la violence de la fièvre, selon l'indication et

---

(5) M. *Maccopé*, professeur à Padoue, fut appelé en
consultation dans un cas urgent : il s'agissait de délibérer si
une saignée serait décisive en bien ou en mal; c'était un problème difficile à résoudre. Pendant que de part et d'autre les
médecins disputaient pour et contre, M. *Maccopé*, qui s'occu-
pait uniquement du malade, et qui lui touchait le pouls, dit à
ses confrères : Mes amis, saignons dans ce moment, nous dis-
puterons après ; la saignée se fit de suite, et le malade fut
sauvé !...

aussi souvent que reparaissent les symptômes dangereux; ils ne craignent pas d'abattre les forces du
malade, tant que la nature en abuse évidemment
à son préjudice, en franchissant les bornes d'une
activité salutaire (6) : aussi dans le tems de la coction savent-ils la consoler, la rassurer, et favoriser
les efforts que fait la nature pour retrouver l'équilibre qu'elle a perdu.

9.° Ils savent également que tous les remèdes que
la nature ne peut dompter ni assimiler en quelque
manière à nos humeurs, produisent des changemens analogues à ceux des poisons, sur-tout
quand ils sont mal administrés ; que les remèdes
actifs sont généralement déplacés dans les premières et secondes périodes d'une fièvre catarrale
aiguë, les maladies inflammatoires, etc.

10.° Ils savent que les bons effets des remèdes
les

---

(6) Il est vrai que la nature dirige toutes les opérations du
moral et du physique dans l'état de santé, qu'elle n'abandonne
point son ouvrage dans l'état de maladie, qu'elle tend constamment par son essence à la *longévité*, et ne saurait la voir menacée, sans s'efforcer, par tous les moyens qui sont à sa portée,
de dissiper ou d'éloigner le danger ; mais encore faut-il qu'elle
soit toujours d'accord avec l'art, qui de son côté ne saurait
avoir d'autre but que celui de concourir avec elle à triompher
de l'obstacle qui trouble l'ordre des fonctions, sans néanmoins
la provoquer ni la brusquer, si ce n'est dans des cas extrêmes.

les plus efficaces dépendent toujours de la prudence.
et des lumières de ceux qui les prescrivent, et que
s'il est avantageux de connaître des médicamens
salutaires et spécifiques, on peut dire que cet avantage consiste principalement dans la science de les
placer à propos; qu'il faut de la sagacité et de l'in-
telligence pour déterminer l'usage méthodique des
remèdes, sans quoi les meilleurs, ceux même dont
la réputation est la mieux établie, peuvent non-seulement être inefficaces, mais devenir dangereux (7)

---

(7) « On se trompe grossièrement, dit *Baglivi*, lorsque,
« dans les maladies aiguës et inflammatoires, on accable les
» malades de tant de remèdes, et si long-tems que la nature ne
» sachant où elle en est, et se trouvant agitée, d'un côté, par
» la violence de la maladie, et abattue, de l'autre, par le poids
» des remèdes, est enfin forcée de succomber; car le mou-
» vement réglé et ordinaire de la nature étant troublé et inter-
» rompu par des doses si réitérées d'un grand nombre de
» médicamens donnés sans ordre et sans méthode, alors, ni la
» fièvre ne diminue, ni la crise ne se déclare au tems où elle
» devrait paraître, et le malade, accablé de tant d'inconvéniens,
» ou périt, ou tombe dans une maladie chronique. »

En effet, dans le cours de ma pratique, j'ai observé que
lorsqu'il s'agit du traitement des maladies aiguës, l'administration des vomitifs ou purgatifs, avant et pendant la coction de
la matière morbifique, qui se fait le plus ordinairement depuis
le 7.e jusqu'au 14.e ou 17.e jour de la maladie, il en est toujours
résulté les plus mauvaises suites, ainsi que de l'usage des alimens
qui se corrompent facilement, tels que les bouillons de viande, la
viande elle-même, la volaille, les œufs, etc., alimens qui ne
doivent être employés que dans la convalescence, après que le

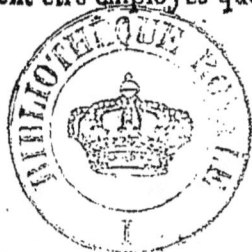

2

ou meurtriers, et cela d'après l'observation fondée
sur l'expérience.

malade a été purgé plusieurs fois avec des remèdes doux et
mucilagineux propres à conserver la membrane veloutée de
l'estomac et des intestins, et le tout pris avec modération.

Si les remèdes les plus simples ne doivent jamais être
employés que lorsqu'ils sont bien indiqués, que les efforts de
la nature secondés par l'exercice ou le repos, le tems et le
régime, soient nos moyens de guérison de la plupart des maladies, et sur-tout des chroniques. Si on compose tous les
mots possibles avec vingt-quatre lettres, de même avec sept
notes de musique on exécute, soit par la voix, soit par les ins-
trumens, tous les sons du chant agréables à l'oreille, pourquoi
ne pourrait-on pas aussi guérir toutes sortes de maladies avec
très-peu de remèdes ? La science ne consiste pas à en connaître
un très-grand nombre, mais à connaître les bons, à les administrer convenablement, et à les faire succéder à propos les
uns aux autres selon l'indication. Enfin, si pour être heureux
médecin, il en faut revenir à la simplicité, après que l'âge,
l'expérience et les malheurs nous ont instruits, commençons
notre carrière par où les maîtres de l'art la finissent.

En effet, qui de nous ne désirerait pas être aussi sage que
l'étaient *Hippocrate*, *Celse*, *Sydenham*, *Baglivi*, *Hoffman*,
etc. ? Si nous sommes les disciples de la nature, nous serons
aussi ceux des grands praticiens. En n'employant à propos que
des remèdes simples, nous saurons au juste à quoi nous en
tenir sur leurs qualités et leurs effets, et d'après cette certi-
tude, aucun préjugé, aucun scrupule, aucune autorité même
ne pourra nous faire chanceler dans notre pratique.

La mauvaise manière dont le peuple se conduit, sur-tout
dans les campagnes, tant en santé qu'en maladie, augmente
beaucoup le nombre des victimes. Ce qui cause encore la

11.º Ils savent enfin que la vie des hommes qui leur est confiée, n'est pas plus faite pour être hasardée sur une fausse conjecture que la leur.

Si les médecins savent tant de choses, si les affections catarrales peuvent extrêmement varier suivant les causes, les individus qu'elles attaquent,

---

dépopulation, c'est l'impéritie et l'ignorence des sages-femmes et des gardes-malades, ainsi que le charlatanisme. Je pense que l'unique moyens propre à prévenir ces maux, serait de fixer dans chaque canton un médecin et un chirurgien sages, salariés par le Gouvernement ou par les habitans du pays : alors le pauvre, comme le riche, aurait part aux bienfait de la vraie médecine ; alors on ne verrait plus de malheureux pères de famille périr dans leurs chaumières, sans aucun secours, par défaut de moyens de payer la visite d'un médecin. Il est vrai que celui qui est pénétré de son devoir envers la société, éprouve autant de plaisir à secourir le pauvre *gratis*, que le riche qui le paye ; mais la timidité du pauvre ne l'empêche-t-il pas souvent de recourir à un médecin ? et la plupart ne payent-ils pas de leur vie cette timidité ? Pourquoi les médecins n'auraient-ils pas le même avantage que les ministres de la religion et de la justice ? Ces moyens seconderaient puissamment les vues sages du Gouvernement qui, grace à NAPOLÉON-LE-GRAND, a fixé et fixera encore sa sollicitude paternelle sur cet objet important (la conservation de l'homme). Alors chaque médecin rivaliserait sur la manière d'instruire les habitans du canton qui sont confiés à ses soins, des moyens qui peuvent contribuer à leur conservation, à une longévité et à leur bonheur ! ! ... Alors la jalousie qui malheureusement règne et qui n'aurait jamais dû naître entre les amis de l'humanité, serait entièrement éteinte.

leur état de simplicité ou de complication entre
elles ou avec d'autres, telles que les chroniques,
les sporadiques, les fièvres inflammatoires, bilieuses,
putrides, pestilentielles, etc., les moyens curatifs
doivent également varier suivant les cas ; et s'il
n'appartient qu'au vrai praticien de connaître les
causes et le traitement des maladies qui affligent
l'humanité, il est inutile d'ordonner un traitement
général qui pourrait avoir des suites fâcheuses.

En conséquence, nous devons donc, pour le
bien de l'espèce humaine, nous borner à publier
les moyens préservatifs, et nous aurons rempli
notre tâche.

Dans les n.ᵒˢ 5 et 6, Monsieur, vous continuez
de conseiller l'émétique, en nous disant que plusieurs individus atteints des maladies régnantes,
« offrent au début un aspect inflammatoire, langue
» rouge, mal de tête, yeux injectés de sang, pouls
» dur, point de côté, ardeur de la peau et des
» urines ; que dans ce cas il faut bien se garder de
» s'en laisser imposer par ces apparences très-
» fausses, et de pratiquer la saignée (8) qui serait
» mortelle ; qu'au contraire il faut administrer

---

(8) Lorsqu'une liqueur contenue dans un vase entre en
fermentation, si on l'agite avant d'avoir ôté le bouchon et
une partie de la liqueur, il se cassera ou la fermentation sera
interrompue.

» l'émétique, les mixtures aromatiques, les vésica-
» toires volans, le quinquina (9), à très-hautes
» doses et de très-bonne heure, etc. »

Hippocrate et *Sydenham*, que vous avez cités, ne
suivaient pas cette route dans leur pratique. Le premier savait, même avant l'utile découverte de la
circulation, que toutes les fois que le sang abonde
et qu'il circule avec rapidité, il est poussé par l'action du cœur dans les vaisseaux dont les diamètres
sont trop petits pour permettre aux globules sanguins de les traverser; qu'en s'y arrêtant et s'y
accumulant, ils produisent des obstructions et des
dépôts funestes.

Dans ce cas, la saignée faite et réitérée à propos,
est le calmant ou le résolutif le plus efficace qu'on
puisse employer dans les grandes irritations ; elle
éteint la chaleur immodérée, prévient les engorgemens, les abcès, la gangrène, le squirrhe,
modère la soif, appaise les mouvemens fébriles,
calme les douleurs, relâche les parties tendues ; et
mettant la nature à son aise, elle lui procure la
facilité de se délivrer, par le moyen des crises, de
la matière morbifique, et de dompter la maladie.

---

(9) Le célèbre *Sydenham* assure, et l'expérience prouve
clairement, que dans les fièvres continues et inflammatoires,
il ne faut attendre aucun effet avantageux du *quinquina* ni des
autres fébrifuges, qui non-seulement seraient inutiles, mais
absolument nuisibles. (*Epist. ad Brad.*)

Que de maladies de poitrine, du bas‑ventre, et sur‑tout de matrice, si communes aujourd'hui, seraient prévenues par l'usage de la saignée plus ou moins réitérée (10), selon l'exigence des cas, faite dans le principe et secondée par l'usage gradué des relâchans, des calmans ou des narcotiques! Ce serait exposer les jours du malade, que de ne pas employer tous les moyens propres à modérer la violence des efforts de la nature ; ce serait une grande faute que de ne pas y revenir toutes les fois que les premiers secours auraient été employés sans succès, ou que le soulagement qu'ils auraient procuré s'évanouirait bientôt après, c'est-à-dire, dans le cas où les symptômes de l'inflammation et de l'irritation se soutiendraient au même degré, ou se réveilleraient et reparaîtraient avec le même appareil.

Dans la curation de l'inflammation de poitrine, M. Vilet ordonne, le premier jour de la maladie, une saignée au bras, de six à huit onces de sang, et semblable saignée une ou deux heures avant le redoublement.

« Le second jour, réitérez la saignée au bras ; » trois ou quatre fois et même six fois, si le pouls » conserve de la dureté et de la plénitude; si la » respiration se soutient très-difficile et la douleur

---

(10) J'ai saigné dix‑huit fois en neuf mois de tems, avec succès, dans une maladie de matrice.

» fort aiguë, alors il vaut mieux tirer peu de sang
» à chaque saignée, que d'évacuer en un court
» espace de tems beaucoup de sang : les forces en
» sont moins abattues, et les poumons plus sou-
» lagés ; ni la diarrhée, ni le vomissement ne
» contre-indiquent ici la saignée : ne vous en laissez
» pas imposer par la petitesse du pouls; après deux
» saignées, il se développe et paraît plein et fort. »
Page 331 de la *Médecine expectante*.

Dans les maladies vraiment inflammatoires, la
saignée doit toujours être réitérée selon les forces
du malade, la violence de la douleur, l'état de plénitude et la dureté du pouls. Il arrive cependant
quelquefois, dans une maladie grave, ainsi que je
l'ai observé d'après M. *Vitet* et d'après le célèbre
Sydenham, que le pouls est si petit, si concentré,
qu'à peine on peut le sentir, que les veines ne
paraissent pas gonflées, et que la face semble tantôt
naturelle, tantôt pâle (ces signes ont souvent
trompé le praticien peu expérimenté). Aussi, dès
le moment que j'ai été instruit des causes prédisposantes, telles que la suppression des évacuations
sanguines, le tempérament, l'âge, le sexe, le genre
de vie du malade, ce qui m'a donné lieu de croire
que les forces de la nature étaient opprimées par
réplétion ou par une grande quantité de sang, et
que les élans du cœur ne suffisaient pas pour s'en
décharger ou diminuer l'engorgement de tous les

vaisseaux, j'ai ordonné une saignée qui a toujours ranimé le malade : son pouls s'est développé, et la fièvre est devenue assez forte pour vaincre le principe morbifique qui se trouvait dans un trop gros volume de sang.

Hippocrate, *Sydenham*, *Boerhaave* et leurs véritables disciples, ne saignaient pas pour éteindre entièrement la fièvre, mais seulement pour en modérer l'excès.

Si dans le principe d'une maladie aiguë nous faisons saigner, disent-ils, ce n'est pas pour guérir entièrement le mal, mais seulement pour prévenir un engorgement qui n'est pas encore formé, et qui serait à craindre. En effet, dans la premiere période d'une maladie aiguë, il ne s'agit que de modérer les symptômes de la fièvre, sans trop diminuer les forces, et de les soutenir sans augmenter la chaleur ni le mouvement, s'abstenant sur-tout de l'administration de ces sels volatils, de ces aromates brûlans qui ne font qu'augmenter une chaleur, une irritation déjà trop fortes ; qui dissipant les parties les plus légères et les plus mobiles des fluides, mettent toute la machine en désordre : c'est le calme, le repos ou la vigueur que l'on doit procurer à des organes en souffrance.

La classe des maladies aiguës est sans doute la plus étendue, puisque, au jugement de *Sydenham* (*Sid. epist. resp.*), elle forme à-peu-près les deux tiers de la masse totale des maladies. En général, on ne doit jamais perdre de vue que les maladies inflammatoires, quelle qu'en soit l'issue, parcourent leur tems avec tant de rapidité, que l'inflammation est bientôt portée à un degré extrême. Le triste fruit du travail de la nature, qui ne serait point secondée par l'art, ne pourrait être que l'épuisement ou la mort du malade.

« Dans ce cas, dit *Voullonne* (11), il n'y a que la » saignée qui puisse remplir exactement et promp-» tement l'indication que la nature nous offre ; aussi, » dans les maladies vraiment inflammatoires, sans » secours puissans, les autres secours seront pres-» que toujours inutiles. »

Les fièvres inflammatoires sont ordinairement plus communes dans les régions du Nord que dans celles du Midi, et généralement dans tous les climats du Continent ; elles sont plus fréquentes depuis les derniers jours de l'automne jusqu'au milieu du printems ; elles attaquent plus gravement que les autres les personnes robustes et d'un tempérament sanguin ; leur principale cause provient du dérangement de la transpiration insensible ou de la suppression de la transpiration sensible, et de toutes autres évacuations habituelles supprimées par

---

(11) Voyez son excellent Mémoire qui a remporté le prix, au jugement de l'Académie de Dijon, le 18 août 1776.

l'inattention de suivre les degrés de chaleur ou de fraîcheur, dans la manière de s'habiller, etc.

« Je pense, dit notre habile *Sydenham*, que la
» seule inattention de se déshabiller trop tôt à l'en-
» trée du printems, et de s'exposer à la fraîcheur,
» après un exercice un peu violent, détruit plus
» d'hommes que les trois fléaux réunis de la guerre,
» de la peste et de la famine. (Sid. § 26, cap. 1).

En effet, cette variation inattendue de la tempé-rature chaude, froide, sèche et humide, tend à trou-bler la transpiration cutanée, et par suite cause un rappel à l'intérieur de la circulation superficielle, d'où s'ensuit nécessairement un état de pléthore dans tout le voisinage du tissu de la peau, un degré nécessaire d'inflammation qui réagit sur le système nerveux, et trouble le jeu de ses fonctions.

La rétention de l'humeur excrémentielle de la transpiration reporte dans l'économie un principe ennemi de son existence : de là naît un sentiment nécessaire d'irritation qui allume la fièvre et amène le désordre dans toute la machine; de là naît une maladie aiguë avec des symptômes si alarmans, que la nature paraît d'abord les redouter et les craindre; mais bientôt après, celle-ci attaque le principe mor-bifique, et le combat avec courage et avec violence. C'est dans ce moment que le praticien attentif et éclairé par une longue expérience, saura s'il doit agir dans les vues de réprimer ou de ranimer les efforts de la nature, ou s'il doit lui confier le soin de la cure, se bornant à l'accompagner sans jamais la précéder, et ne l'interroger que pour lui obéir; en un mot, il saura déterminer, d'après les symptômes de la maladie, quels sont les droits mutuels de la nature et de l'art, et jusqu'où doit s'étendre leur autorité respective.

Il saura que les affections internes exigent l'examen le plus attentif de la part du médecin, et une grande habitude à observer les différens phénomènes que présentent les divers symptômes des maladies de poitrine; soit que l'inflammation se fixe sur les poumons, sur la plèvre, sur la membrane muqueuse des ventricules bronchiales, elle est toujours plus ou moins dangereuse, selon les parties qu'elle affecte et les symptômes aggravans qui la caractérisent.

En conséquence, il est constant que les affections catarrales ont d'autres causes que la saburre des premières voies. En voilà assez pour le prouver clairement. On commet donc une grande imprudence en publiant des conseils généraux relatifs au traitement des maladies catarrales régnantes : c'est mettre entre les mains de MM. les Curés, de MM. les Maires et autres personnes des campagnes, des armes meurtrières et funestes à la société, armes dont ils se serviront cependant dans des vues et des intentions pures.

A l'égard de la maladie épidémique qui exerce ses ravages aux environs de Moussey, et au sujet de laquelle vous dites que les médecins ne sont point d'accord sur sa nature ni sur le traitement qui lui convient, je crois que les symptômes et l'ouverture des cadavres dont vous faites le détail, indiquent évidement que cette maladie est inflammatoire dans sa première période, ainsi que l'a observé un des médecins nommés pour le traitement de cette épidémie, en disant « que c'est le » génie inflammatoire qui domine, et que si des » saignées suffisantes étaient pratiquées de prime » abord, on arrêterait le progrès du mal. »

Sans doute que ce médecin avait étudié les causes primitives, l'introduction, le caractère de la maladie, 1.° en observant la nature de l'air atmosphérique, son inconstance, la situation des lieux, le genre de vie des habitans, les maladies présentes des animaux et des végétaux, la proximité ou éloignement des mines, des eaux croupissantes, etc.

2.° En rapprochant les saisons antérieures à cette épidémie, en examinant le tems, l'ordre, le cours, la durée des changemens de la température, c'est-à-dire, si les vents du Sud ont régné long-tems, si la nature de ces vent était pestilentielle, si les qualités mixtes ou excessives des saisons, la chaleur et l'humidité combinées ensemble, ont pu donner lieu à la maladie.

. Enfin, la connaissance de ces faits indiquant l'état des fluides et des solides, on peut facilement analyser toutes les causes du mal, et porter un jugement certain sur les moyens préservatifs et curatifs. Il serait donc à désirer que les médecins chargés du traitement des épidémies, fissent de semblables recherches avant de prononcer (12).

Dans un art qui n'est perfectible que par l'observation, rien n'est à négliger, rien n'est indifférent; ceux qui l'exercent avec le soin qu'il mérite, ne sauraient porter leur attention trop loin. Leurs regards ne sauraient embrasser trop d'objets, quand il s'agit de découvrir la cause ou le principe d'une maladie. L'analogie, dit *Hippocrate*, égare les meilleurs médecins, et certes, ajoute-t-il, il est bien difficile d'arriver, par la voie du raisonnement, jusqu'à l'indication curative que ce principe pourrait fournir (Epid. lib. 6, sect. 8). La découverte des causes occasionnelles jette le plus grand jour sur l'histoire de la nosologie, donne de la solidité au pronostic, et par conséquent éclaire, jusqu'à un certain point, la pratique.

D'après les principes que je viens de rappeler, je soutiens que le domestique de Vilbertin est mort

(12) D'après l'observation et l'expérience que ma pratique ma fournie, j'ai indiqué dans l'ouvrage intitulé *Observations relatives aux causes des Maladies catarrales, épidémiques et pestilentielles*, la manière dont on doit traiter ces maladies.

victime de l'aversion que l'on a pour la saignée, et que tous ceux qui liront la description que vous faites du cadavre de cet homme, seront aussitôt convaincus de ce fait. Voici cette description :

« *Antopsie cadavérique d'un domestique de* » *Vilbertin* ».

» La plaie du vésicatoire au côté droit du thorax » était noire ; toute la périphérie du cadavre était » parsemée de plaques étendues, de couleur de vin ; » un sang noir et dissous était sorti des narines et » de la bouche ; un gaz d'une puanteur insoute- » nable s'est échappé, avec sifflemens, à l'ouverture » du ventre ; les intestins étaient très-gonflés de » fluctuosités ; la portion de l'estomac qui est en » contact avec le foie, avait une couleur rouge » tirant sur le brun ; la cavité gauche de la poitrine » contenait du sang épanché d'une couleur noire, » en assez grande quantité, et la droite, près d'un » verre de sérosité ; les deux poumons tenaient » antérieurement à la plèvre, par des adhérences » nombreuses, mais peu solides ; ils étaient friables, » gangrenés et gorgés d'un sang noir ; nous n'avons » point ouvert le crâne : ce jeune homme, d'une » forte constitution, est mort au troisième jour ; on » m'a dit qu'il avait pris l'émétique. »

En effet, tous ces détails n'indiquent-ils pas évidemment que la gangrène a terminé les jours du jeune homme en question ? Le praticien chargé de

le traiter, aurait-il oublié les premiers principes ?
Ne se serait-il plus souvenu, 1.° que l'augmentation
du mouvement du sang dans les vaisseaux fait qu'il
est poussé avec plus de force dans ceux qui le
reçoivent, et que les vaisseaux réagissent avec plus
de vigueur sur le sang déjà fortement comprimé
par les coups redoublés du mouvement impétueux
de la colonne de celui qui le suit et le presse ?

2.° Que le frottement réciproque des solides et
des fluides, ainsi que celui des parties du sang
entre elles, sont plus violens qu'à l'ordinaire ?

3.° Que cette violence fait élargir le diamètre des
vaisseaux dans leur ouverture ; que les parties
solides, à force de souffrir un frottement désor-
donné, cèdent et se rompent souvent ; que les
humeurs trop épaisses, après avoir pénétré dans
l'intérieur des petits vaisseaux dilatés, ne peuvent
plus couler dans la continuité de leurs sous-divisions
trop étroites, et qu'alors se manifeste une fièvre
suivie d'une grande chaleur dans toute la masse du
sang, qui se dessèche par la dissipation de ses
parties aqueuses, et acquiert par-là une viscosité
inflammatoire, propre à former des concrétions
âcres ; que les fluides trop épais, poussés dans les
petits vaisseaux, les obstruent, les détruisent, les
enflamment, y causent une suppuration ou la gangrène, un sphacèle ou un squirrhe, et une infinité
d'autres maux qui peuvent s'ensuivre ?

4.º Que l'augmentation de la circulation du sang se fait connaître par ses causes, par ses effets; mais principalement par la célérité et la dureté du pouls, par une respiration courte et laborieuse, par une grande chaleur?

5.º Que les remèdes propres à ralentir le trop grand mouvement du sang, sont ceux qui empêchent le cœur de se contracter si souvent et si fortement?

6.º Que les uns regardent l'esprit, et les autres le corps?

7.º Et enfin, que les premiers consistent à distraire l'esprit des malades par de nouveaux objets, à détourner ou à calmer leurs passions par d'autres passions contraires, et que les derniers consistent à procurer du repos aux muscles, à relâcher les veines, à délayer, émousser ou adoucir l'âcreté des humeurs, et à dissiper les causes de la douleur?

Ainsi je suis fondé à tenir le langage suivant : Si le jeune homme dont nous venons de parler avait été saigné deux ou trois fois dans le principe de sa maladie (13); s'il eût gardé le lit dans une chaleur modérée;

---

(13) Dans le même cas, j'ai saigné trois fois dans le second jour de la maladie, avec succès, un grand nombre de malades. L'observation apprend que la saignée calme bien plus efficacement que ne font les purgatifs et les émétiques qui, en augmentant l'irritation, troublent les premiers efforts de la nature. Un célèbre auteur de nos jours, M. *Vitet*, tome I.er, page 18

modérée; s'il eût observé une diète, faisant usage, pour toute nourriture, d'une boisson sudorifique légèrement miellée ou sucrée, prise tiède, et d'une potion calmante; s'il eût reçu plusieurs fois dans le jour, par la bouche et les narines, la vapeur de l'eau chaude ou d'une infusion de fleurs de sureau ou de sauge; s'il eût tenu sur la capacité du bas-ventre une vessie à demi-pleine d'eau chaude; s'il eût placé sous les bras deux bouteilles remplies de la même eau, plus chaude et enveloppée d'un linge; s'il eût pris des lavemens, et le tout dans la première période; si, dans la seconde, il eût fait usage graduellement de potions ou opiate contre les vers, de la crême de tartre, des pastilles d'ipécacuanha, des potions camphrées, composées de sirop de quinquina à la valériane, de celui d'absinthe, de l'eau de fleur d'orange, d'une boisson pectorale, etc.; et si, dans

---

de la *Médecine expectante*, dit, en parlant des fièvres catarrales, « que la matière fébrile ne réside point dans l'estomac » et les intestins; sa coction ne se fait point dans les viscères, » et il est extrêmement rare que la nature l'y dépose. En vain » l'empirique prétend l'attirer par des remèdes évacuans, il ne » fait qu'accroître l'irritation, troubler les efforts de la nature, » déranger la coction et s'opposer à la crise. »

A la page 69, il continue : « Gardez-vous de confondre le » vomissement par bile ou suc gastrique dépravé, avec le » vomissement sympathique, accompagné de douleurs dans la » région épigastrique et dans la région hypogastrique avec » météorisme; alors l'ipécacuanha est mortel. »

la dernière période, il eût fait usage d'une boisson
faite avec la chicorée, la réglisse, le citron ou la
crême de tartre, de deux légères purgations prises à
deux ou trois jours d'intervalle, à la fin de la maladie, et si enfin on ne lui eût pas administré l'émétique (14), il n'aurait sans doute pas succombé.

Les causes principales qui paraissent contribuer
le plus à la mortalité résultante des fièvres aiguées,
catarrales ou épidémiques, sont, ainsi que je l'ai
dit dans plusieurs ouvrages que j'ai publiés.

1.° L'usage des boissons échauffantes, prises
dans l'intention de provoquer la transpiration,
lorsque la maladie est déclarée;

---

(14) *L'émétique, l'opium, le kermès, le quinquina, le mer-*
cure, remèdes dont les effets sont très-efficaces lorsqu'ils sont
administrés par une main habile, et dont le mauvais usage a
été souvent meurtrier, même dans les cas les plus simples,
donnés prématurément, avant les préparations nécessaires, on
fait dégénérer les maladies de simples en compliquées, en
aiguës, en chroniques, et enfin, des malades sans nombre
ont été les victimes malheureuses de ces grands remèdes mal
appliqués. Les vésicatoires doivent être rangés dans cette classe.
Si, d'un côté, il était possible de peser à la balance le bien
qu'ont fait ces remèdes, lorsqu'ils ont été sagement administrés,
et de l'autre, le mal qu'ils ont produit, étant ordonnés contre
l'indication, je suis persuadé que la balance pencherait du côté
du mal. On pourrait peut-être en dire autant de la saignée faite
à contre-tems, avec la différence néanmoins, qu'on est toujours
maître de modérer les effets de la saignée, et non ceux d'un
remède avalé.

2.º L'administration des remèdes actifs, pris au moment où la nature méditait une crise salutaire;

3.º L'usage des bouillons de viande et des œufs ;

4.º Une prévention trop générale contre toute saignée locale ou dérivative ;

5.º Le poids des couvertures et le non-renouvellement de l'air dans la chambre du malade ;

6.º L'oubli du régime ou diète convenable, de la propreté, des fumigations, des fomentations, des bains de vapeur reçus sur la partie affectée, des grands bains ou particuliers ou généraux, des lavemens, etc. ;

7.º La négligence de faire appeler de bonne heure un médecin sage, prudent et éclairé, afin qu'il ait le tems de rechercher les causes occasionnelles éloignées et prochaines du principe morbifique, sa nature, la partie qu'il affecte et les moyens de le combattre.

Vous savez aussi bien que moi, Monsieur, que les alternatives qui se présentent dans une infinité de maladie, demandent des combinaisons savantes et raisonnées, qui feront toujours du traitement méthodique un objet dont la difficulté égale l'importance. Quelle joie pure ressent l'homme qui peut contribuer, ne fût-ce que pour la plus petite partie, à diminuer la somme des maux dont la faible humanité est affligée !

Je termine ici ma lettre en vous priant de recevoir ma dissertation comme étant le fruit de plus
de trente ans d'exercice dans un climat où la variation de l'atmosphère offre sans cesse au médecin
une abondante récolte d'observations. Vous en
trouverez d'autres dans les ouvrages que je joins à
la présente, et dont voici les titres :

1.º *Lettre sur la Panification ;*

2.º *Le Guide pour la Conservation de l'homme;*

3.º *Conseil aux Femmes grosses ;*

4.º *Instruction aux Gardes-Malades ;*

5.º *Observations relatives aux moyens propres
à prévenir les mauvais effets des Morsures et
Piqûres des bêtes vénimeuses ;*

6.º *Réflexions sur les causes de la révolution
opérée dans nos climats et dans nos tempéramens,
au sujet de la fréquence des Fièvres catarrales,
épidémiques et pestilentielles , ainsi que de celles
provenant des passions et des affections de l'ame ;*

7.º *Observations relatives aux causes des Maladies épidémiques qui affligent divers cantons de la
France , et aux moyens propres à en prévenir les
atteintes ;*

8.º Et enfin, *Conseil aux habitans de Grenoble
et des environs, sur les maladies régnantes.*

Si vous trouvez dans ces divers ouvrages quelques
articles propres à seconder vos vœux, les miens

seront remplis. C'est un recueil tant de mes observations que de celles des plus habiles médecins qui
m'ont servi de guid es.

J'ai toujours été plus soigneux de dire la vérité
que de rechercher l'élégance : lorsqu'on écrit pour
l'humanité, a -t-on besoin des charmes du style ? et
pour être utile aux hommes , faut-il nécessairement
leur plaire ?....

Je vous prie, Monsieur , de croire à la parfaite
considération avec laquelle j'ai l'honneur d'être
fraternellement l'ami de l'humanité.

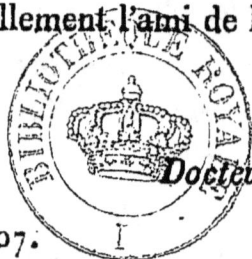

FRIER,

Docteur en médecine à Grenoble.

1807.

A Grenoble, de l'Imprimerie de J. H. PEYRONARD.
1811.

SECONDE LETTRE adressée à Monsieur le Docteur MARIE DE SAINT-URSIN, *Rédacteur - général de la* Gazette de Santé, *à Paris, sur les causes et les moyens prophylactiques et curatifs des maladies nerveuses, hypocondriaques ou hystériques;* par M. FRIER, *Docteur en médecine à Grenoble.*

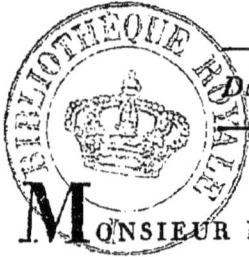

Du choc des opinions jaillit la lumière.

MONSIEUR ET CHER COLLÉGUE,

L'INTÉRÉT que m'inspire votre *Gazette de Santé* va toujours croissant, depuis que vous avez adopté un système qui me paraît plus conforme aux principes, c'est-à-dire plus utile à l'humanité, et que vous bannissez de la pratique de la médecine l'excès des remèdes violens, tels que le quinquina à très-fortes doses, l'émétique, le kermès et autres remèdes actifs, ordonnés comme moyens de guérison des maladies catarrales. Ce n'est pas, cependant, que je désapprouve ces grands remèdes, lorsqu'ils sont sagement administrés; il est même des cas où il faut

A

nécessairement y avoir recours : mais vous savez combien ils ont été prodigués de nos jours, et quels maux ils ont produits. Si la nature est assez forte pour triompher du mal et du remède, que disent alors les partisans des fortes doses? Ils ne manquent pas de leur attribuer la guérison du malade; et si au contraire il succombe, ils avancent et soutiennent que le remède a été administré trop tard ou à trop petites doses. C'est ainsi que nombre de médecins ou gens de l'art peu instruits sur les phénomènes que nous présente la nature, et enhardis par les éloges qu'on ne cesse de donner à ces remèdes, ne craignent pas de les prodiguer, même contre l'indication, principalement dans les campagnes.

Et ne serais - je point tombé dans cette même faute, lorsqu'en entrant dans la carrière, j'osai conduire les malades qui m'honorèrent de leur confiance?

Mais quelle habileté, quelle expérience, quelle attention ne faut-il pas avoir, 1.º pour observer jusqu'aux moindres circonstances d'une maladie, considérer les symptômes dès leur naissance, assigner leur diversité occasionnée par celle des tempéramens et des individus; 2.º pour spécifier, classer avec exactitude les phénomènes caractéristiques de chaque genre, de chaque période et de chaque espèce d'affection, les causes, les accidens qui les précèdent, qui les accompagnent, les crises qui les terminent en bien ou en mal, et ce qui soulage le malade ou augmente sa maladie; 3.º pour conclure par analogie et savoir appliquer dans chaque cas le petit nombre de remèdes efficaces que l'expérience a fait reconnaître pour tels; 4.º et enfin, pour éviter les erreurs ?... Des médecins vieillis dans leur art en commettent quelquefois ; faut-il s'étonner que les débutans y soient sujets ? Si le malade échappe à une mort presque certaine, que de tems ne faut-il pas pour rétablir l'ordre troublé par ces remèdes imprudemment administrés ? Encore si l'on pouvait toujours le garantir d'une maladie chronique ! mais les remèdes violens , émétiques ou purgatifs , mal ordonnés , sont de véritables poisons qui occasionnent subitement la mort ou des désordres dans l'économie animale, soit par l'irritation de la fibre, soit par l'extrême évacuation qui, en détruisant la mucosité des premières voies, détruit aussi une trop grande partie des liquides qui forment les humeurs , et par conséquent du fluide nerveux. C'est ainsi que le malade mène une vie languissante , et que le remède finit toujours par le conduire au trépas.

Heureux si ces lignes et les réflexions qu'elles pourront faire naître, obvient à la plus petite partie de ces maux !....

Dans ma précédente lettre je vous ai entretenu, Monsieur, des affections catarrales, de l'emploi de l'émétique, et particulièrement de la prévention trop générale contre le plus grand de tous les remèdes, la saignée faite à propos.

Dans celle-ci, permettez-moi d'arrêter un moment votre attention sur les affections nerveuses ou vaporeuses.

De toutes les maladies qui affligent l'humanité, il n'en est point dont les causes soient moins connues, et les procédés curatifs moins assurés. Cependant ces maladies sont les plus fréquentes aujourd'hui, sur-tout dans les villes.

Je ne rappellerai pas ici le sentiment des auteurs qui ont écrit sur les causes des maladies nerveuses, hystériques, hypocondriaques, sur leur nature et sur les moyens curatifs ; je dirai seulement que ces causes et les moyens de guérison ont été contradictoirement décrits par un grand nombre d'entr'eux.

Hippocrate, *Gallien*, etc. pensaient que ces différentes maladies étaient causées par l'atrabile, les vents ou flatuosités occasionnées par la matrice et autres viscères du bas-ventre, par l'abondance ou la stagnation de la sérosité d'un sang trop fluide ou trop épais, qui formait bientôt des engorgemens sanguins.

Sydenham, qui le premier a mieux connu les affections nerveuses, en apperçoit l'origine dans le cours irrégulier des esprits animaux, c'est-à-dire, le trop ou le trop peu d'action nerveuse.

Boerhaave attribue ces maladies à la mobilité des

nerfs et à l'atrabile accumulée dans les viscères du bas-ventre, aux humeurs corrompues qui, amassées dans la matrice ou dans ses vaisseaux, y causent les plus grands désordres, en irritant les nerfs de cette partie. On trouve épars dans les différens ouvrages de ce grand médecin, et sur-tout dans ses leçons, tous les principes pathologiques propres à expliquer les maladies nerveuses.

Le sentiment de *Haller* et de *Tissot* est à-peu-près le même que celui de *Boerhaave*.

Frédéric *Hoffman* et *Raulin* trouvent les causes de ces maux dans la tension spasmodique des nerfs; tension qui provient, chez les femmes, d'un vice de matrice, et chez les hommes, d'un mouvement péristaltique des intestins, ou de l'obstruction particulière de chaque viscère du bas-ventre.

Pierre *Pomme* s'exprime ainsi : « Je répète, pour
» la sixième fois, que la cause prochaine et immé-
» diate des maladies nerveuses ou vaporeuses doit
» être attribuée, non au relâchement de la fibre ou
» à sa faiblesse, comme on l'a supposé jusqu'ici,
» mais au contraire à la tension de cette même
» fibre et à son racornissement. »

C'est à *Sydenham, Boerhaave, Whytt, Pomme* et *Tissot*, que nous devons les ouvrages les plus considérables sur les maux de nerfs.

Je passe sous silence plusieurs autres auteurs dont l'opinion n'est pas mieux d'accord sur les causes,

et diffère également sur le traitement de ces affections. Néanmoins on ne peut rien reprocher à ces
grands-hommes : ils ont payé le tribut qu'ils devaient
à l'humanité, et je puis, après eux, consacrer quelques pages au même sujet.

§. I.er — *Des Causes des Maladies nerveuses.*

Les maladies nerveuses, tant simples que compliquées, ont en général pour causes prédisposantes,
occasionnelles ou immédiates : 1.º les erreurs qui
peuvent se commettre dans l'éducation des enfans;
les vices héréditaires et de complexion; les mauvais
effets de l'air, des alimens et des boissons; la déli-
catesse et la sensibilité extrême de tout le système
nerveux; la faiblesse ou la tension extraordinaire
dans la constitution individuelle; l'acrimonie des
humeurs, qui irrite sur-tout la fibre de l'estomac et
des intestins : 2.º la vie molle et voluptueuse ou trop
sédentaire; les longues abstinences et la fureur utérine; la nourriture de mauvaise qualité et mal digérée;
les crudités, viscosités ou saburres bilieuses ; les
vents, les phlegmes épais, les glaires, les vers qui
se forment dans l'estomac et les intestins; l'abus des
liqueurs, du thé, du café; les travaux pénibles du
cabinet ; la lecture, l'application à l'étude après
le repas ; l'exercice violent; les évacuations naturelles et habituelles, retardées, supprimées ou trop
abondantes; les passions de l'ame ou les affections

morales, et sur-tout la jalousie, le chagrin, la colère et l'amour concentrés; l'usage des remèdes violens; la dépravation des mœurs; la pléthore sanguine, ou la cacochymie; le changement brusque d'une tempé- rature à l'autre ; les gales et les dartres rentrées : 3.° enfin, les vices ou la prédominance de l'action des fluides sur les solides, et de la réaction de ces der- niers sur les premiers; d'où naissent les obstructions, tant des vaisseaux sanguins ou lymphatiques, que des glandes et des viscères de l'abdomen ou du tissu cellulaire des parties adjacentes.

La révolution que nous venons d'éprouver, et les anxiétés nées d'événemens inattendus ont beaucoup augmenté les causes, et par conséquent la fréquence des maladies nerveuses. Il est vrai qu'il n'appartient pas à tous les esprits d'apprécier la nécessité d'un sacrifice particulier, ni d'avoir la force d'ame de le faire sans peine ; mais les femmes étant ordinaire- ment plus sensibles que les hommes, elles sont plus sujettes à ces sortes de maux : et ce qui les aggrave encore , c'est l'usage trop fréquent des remèdes qu'elles emploient, toutes les fois qu'elles y pensent, sans le conseil des gens de l'art. C'est ainsi qu'on oublie la saignée du bras et celle du pied, qui dans bien des cas leur serait très-salutaire, et pré- viendrait particulièrement les maux de matrice , l'apoplexie si commune de nos jours, etc. etc.

Plusieurs de ces causes oppriment la nature,

arrêtent ou ralentissent la circulation du sang ainsi
que des humeurs , et d'autres l'accélèrent ; de là
l'altération des sécrétions ou des fonctions des esprits
animaux. Il y a des personnes dont le genre nerveux
est si susceptible d'irritation , et la circulation des
fluides nerveux si facile à déranger , qu'une légère
passion de l'ame suffit pour rompre l'équilibre ou
l'harmonie qui règne entre les fluides et les solides
dans l'état de santé : de là aussi des anxiétés extrêmes, des spasmes, des douleurs extraordinaires et
des convulsions plus ou moins graves , selon le degré
de violence de la passion ou de l'affection morale
qui en est la cause dominante. Dans ce cas , plus
le paroxisme ou l'accès est violent, plus les remèdes
doivent être anodins ou calmans.

« Des douleurs aiguës (dit *Tissot*) que les autres
» secours ne soulagent point et qui jettent le ma-
» lade dans l'agitation, l'insomnie, les convulsions,
» exigent souvent une saignée qui , en appaisant
» la douleur, quoiqu'elle n'en détruise pas la cause,
» fait cesser l'irritation, et permet d'employer avec
» succès des remèdes dont l'irritation seule prévenait
» les effets. « Si vous voulez calmer la douleur, dit
» *Boerhaave*, relâchez la partie. »

M. *Petit,* un des plus célèbres médecins de Lyon,
dit dans son *Essai sur la Médecine du cœur* (1) :

(1) Ouvrage qui devrait être non-seulement entre les mains
de tous les gens de l'art; mais encore de chaque individu.

« Parmi les moyens généraux propres à combattre
» la douleur, la saignée tient le premier rang ; si
» elle ne la détruit pas constamment, elle la soulage
» presque toujours ; elle relâche la peau, dispose à la
» sueur, fait cesser le spasme, ouvre le tissu cellu-
» laire, désemplit le système sanguin, modère les
» oscillations du cœur, rend la fièvre plus légère,
» ouvre les organes excréteurs et dispose au som-
» meil ; faite de bonne heure, elle peut suffire seule,
» sur-tout si le sujet est jeune, robuste, sanguin,
» et la maladie du caractère inflammatoire. » Le
même auteur ajoute par note : « Dans la fluxion de
» poitrine, la première saignée, en augmentant la
» liberté de la circulation dans les poumons, rend
» souvent la douleur plus aiguë, mais la seconde
» saignée la calme. »

J'ai souvent fait la même observation ; cependant
il est arrivé quelquefois que je ne suis parvenu à
soulager le malade et à le mettre hors de danger
qu'au moyen d'une troisième saignée.

J'ai déjà dit dans mes précédens ouvrages, que
dans le principe d'une maladie inflammatoire, la
saignée (2) faite et réitérée selon l'exigence des cas,

---

(2) J'ai inséré dans le *Guide pour la Conservation de
l'Homme*, page 151, des réflexions sur les causes générales des
maladies, sur l'avantage qu'on peut retirer de la saignée, et
j'ai indiqué les cas où elle doit être pratiquée, ainsi que ceux
où elle serait nuisible. *Cet ouvrage a été traduit en Anglais.*

était le remède le plus efficace pour calmer la douleur, détendre la fibre, modérer la chaleur extraordinaire, prévenir les accouchemens, prématurés, les
anévrismes, les varices, les ophtalmies, la dys-
senterie, les engorgemens, les abcès, la gangrène,
le squirre, l'asthme, les palpitations de cœur, les
convulsions, les hémorroïdes, les hémorragies, les
apoplexies, la phthisie, l'hydropisie, etc. La saignée
peut donc convenir dans plusieurs maux de nerfs.
Elle a été employée de tout tems avec succès par
les pères de la médecine : aussi nous ont-ils appris,
et l'expérience ne nous a-t-elle pas prouvé que la
saignée prévenait les engorgemens des viscères du
bas-ventre et autres parties enflammées? Quand la
maladie a pour cause dominante la suppression des
évacuations sanguines, habituelles et naturelles, la
tension, la pléthore, et sur-tout si la douleur se fait
sentir dans le cerveau, dans la poitrine ou dans l'u-
térus, la saignée doit aussi être faite dans le principe,
et réitérée selon la violence du mal, l'abondance et
l'inflammation du sang, en se laissant toujours guider
par la nature, l'expérience, et non par les systèmes
faux de ceux qui établissent leur doctrine sur un
traitement presque universel. En effet, les uns emploient l'émétique, les autres le rejettent dans tous
les cas ; ceux-ci se bornent aux stimulans, aux sudo-
rifiques, et regardent l'opium comme le seul remède
propre à combattre les maux qui nous affligent ;

ceux-là ordonnent la saignée , tandis que d'autres
enfin la condamnent dans tous les cas , et ne trouvent les causes des maladies que dans la fibre.

Mais pourquoi chercher les causes de nos maux
dans la fibre? ne savons-nous pas que nous naissons
dans les fluides , et que non-seulement les fluides
donnent naissance à la fibre et à toutes les parties
de notre corps, mais encore les arrosent et les nourrissent constamment? Il est démontré que le chyle
est le premier fluide , que ce fluide forme le sang, que
le sang contient toutes les humeurs dans sa masse;
mais qu'après les avoir confondues , elles s'en sépa-
rent , les unes pour quelques fonctions ou quelques
usages nécessaires à la conservation de la vie, et les
autres parce qu'elles lui seraient nuisibles. Si chaque
humeur, après avoir été séparée du sang par la sécré-
tion, a des fonctions à remplir, de même les esprits
animaux doivent avoir un état relatif aux organes
qui les sécrètent, ou au sang qui les fournit; et si le
sang est vicié, le fluide nerveux qui nourrit les nerfs
ne peut manquer de l'être, ainsi que toutes les autres
humeurs. Il sera ou trop ou pas assez abondant, trop
épais, trop visqueux, trop tenu, trop insipide ou trop
acrimonieux, ce qui est presque toujours la cause
déterminante des maux de nerfs. Il est donc bien
prouvé que les vices du sang infectent toutes les
humeurs ; qu'en conséquence nous devons trouver
la cause de nos maux , plutôt dans le défaut des

fluides que dans ceux des solides, et que non-
seulement les alimens, mais encore les remèdes
pris intérieurement, agissent sur toute la masse des
humeurs.

Quand même il existerait un spécifique pour une
maladie quelconque, il ne pourrait détruire un vice
particulier qu'après avoir détruit le vice général
des fluides. C'est donc la masse du sang que nous
devons traiter, si nous voulons épuiser la cause
d'une partie malade. Les fluides une fois dépouillés
du vice qui a fait naître et entretient la maladie,
l'harmonie qui doit régner entr'eux se rétablit, ainsi
que la santé.

Voilà des faits incontestables, qui prouvent que
la saignée produit toujours l'effet qu'on en attend,
quand elle est faite au commencement d'une maladie
inflammatoire, et réitérée selon l'indication. Dans le
cas dont parlent *Tissot* et M. *Petit*, j'ai souvent
saigné le malade jusqu'à trois fois dans le même jour,
et la maladie a été terminée avantageusement le
5.e ou le 7.e, rarement le 9.e jour après les saignées
et autres moyens analogues.

Hippocrate, Gallien, Boerhaave et *Sydenham*
saignaient presque dans tous les cas, et cependant
ils guérissaient mieux que nous. Leur pratique était
fondée sur la médecine naturelle ; aussi, lorsque
nous nous écartons de leur doctrine, nous ne savons
ni observer ni guérir. Cette vérité fera sans doute

rougir les partisans des remèdes violens , qui , en
laissant la saignée dans l'oubli (3), précipitent au
tombeau leurs malades gangrenés, sur-tout lorsqu'il
s'agit d'une inflammation de poitrine, d'uné apoplexie sanguine ou d'autres maladies inflammatoires.

Dans quelle erreur ne tombons-nous pas , lorsqu'au lieu de commencer de suite le traitement de
l'apoplexie sanguine par la saignée des jugulaires (4),

(3) *Hippocrate* n'évacuait jamais au commencement d'une
maladie inflammatoire, sans avoir préalablement fait saigner le
malade et avoir attendu que la coction des humeurs fût opérée.
Il savait donc, 1.º que ce moyen était celui qui pouvait le plus
efficacement calmer les mouvemens extraordinaires de la circulation, relâcher la partie tendue, et seconder la nature dans son
travail; 2.º que quand l'humeur est arrêtée dans la partie
enflammée , les médicamens , au lieu d'agir sur cette humeur,
agissent sur les parties saines qu'ils affaiblissent en les irritant,
augmentent l'inflammation , et rendent par-là le mal incurable.

(4) Il y a cependant des cas où il faut de suite pratiquer la
saignée de bras avant celle des jugulaires, qu'on fait ordinairement par l'application des sangsues ; le fait suivant prouvera la
vérité de cette assertion. Je fus appelé à minuit, le 15 septembre
dernier, auprès de M. R.**, âgé de 80 ans. Ce malade, d'un
tempérament sanguin, était attaqué pour la quatrième fois,
dans l'espace de vingt ans, d'une apoplexie sanguine qui l'avait
presque entièrement privé de l'usage de ses sens; sa face était
enflammée, ses vaisseaux gonflés, ses yeux à demi-ouverts et
vitrés; des ronflemens accompagnaient sa respiration; son pouls
était plein, dur, élevé, etc. Tous ces symptômes me déterminèrent à le saigner promptement au bras, et à réitérer la saignée
deux heures après, ainsi que je l'avais fait avec succès dans ses

suivie de la saignée du bras ou du pied, nous employons d'abord les vomitifs (5) , les purgatifs , les
lavemens âcres, les fumigations, les alkalis volatils,
reçus par la bouche, par le nez et par les yeux, les
frictions , les vésicatoires, les ventouses et autres
remèdes qui , dans plusieurs de ces cas, doivent

---

précédentes atteintes. Le lendemain j'ordonnai l'application de
huit sangsues aux jugulaires, une infusion de vulnéraire pour
boisson pendant les premiers jours , ensuite une limonade chi-
coracée , et lui fis avaler tous les trois jours une once de crême
de tartre dans trois verres d'eau sucrée, c'est-à-dire une verrée
par heure , dans l'intention de provoquer l'évacuation de la
saburre bilieuse. Je prescrivis de plus l'application des vésicatoires et des synapismes , ainsi que des lavemens acidulés.
Tous ces moyens furent employés avec tant de succès , que le
malade, malgré son grand âge, entra en convalescence au bout
de 15 jours, sans aucune paralysie ni autre reliquat. Il est donc
évident que ce n'est pas aux remèdes violens , mais à l'usage
de la saignée, qu'il doit la parfaite santé dont il jouit.

(5) Pendant les efforts (dit *Tissot*) qu'on fait pour vomir, la
» circulation se fait beaucoup plus fortement, et les vaisseaux
» de la tête et de la poitrine se remplissant extrêmement de sang,
» pourraient se rompre, ce qui tuerait sur-le-champ, comme il
» est arrivé plus d'une fois. » C'est ce que j'ai observé trop
souvent, lorsque j'ai été appelé auprès des victimes de ce grand
remède mal administré. Prévenons le reproche que Voltaire fit
à un jeune médecin, « de mettre dans un corps qu'il ne connais-
» sait pas, des médicamens qu'il connaissait encore moins. »

« La témérité des charlatans (dit la *Bruyère*) et leurs tristes
» succès qui en sont les suites, font valoir la médecine et les
» médecins : si ceux-ci laissent mourir, les autres tuent. »

cependant être administrés , mais seulement après la saignée, c'est-à-dire, lorsque les vaisseaux sont suffisamment désemplis , et la fibre relâchée!.. En un mot , le traitement de l'apoplexie , de quelque espèce qu'elle soit, doit être brusqué prudemment, mais néanmoins varié selon les causes et les individus qu'elle attaque , son état de simplicité ou de complication, etc.

Vanhelmon (6), *Brown*, *Debaeu* et *Gay* ont chacun formé un système particulier. L'un de ces systèmes doit-il prévaloir sur la doctrine des pères de la médecine? Je suis pour la négative, et je dis que le vrai principe de l'art de guérir est fondé sur l'observation et l'expérience, d'où découlent des règles assurées, contre lesquelles les différentes opinions de tous les siècles viennent et viendront toujours se briser. « J'en » appelle, dit *Tissot,* à tout homme sensé qui voudra » bien réfléchir un moment sur les différentes causes » des maladies, sur l'opposition de ces causes, et » sur l'absurdité de vouloir les combattre toutes avec » le même remède. Quand on sera bien rempli de » ce principe , on ne s'en laissera pas imposer par » des tissus de sophismes destinés à prouver que » toutes les maladies viennent d'une cause , et que » cette cause est de nature à céder au remède » vanté.

---

(6) Les sentimens de *Sylvius* sont à-peu-près les mêmes que ceux de *Vanhelmon.*

Sans doute on peut abuser de la saignée; mais de quoi n'abuse-t-on pas ? Ah! combien ils sont dignes de blâme ceux qui, par esprit de système, veulent la proscrire, sur-tout dans les cas où elle seule peut sauver la vie à un magistrat éclairé, ou à un père de famille ! Une pratique bien observée est beaucoup plus avantageuse qu'une théorie souvent imaginaire.

Les maladies nerveuses se compliquent entr'elles, soit avec l'épilepsie, les convulsions, l'apoplexie, les syncopes, la rage, les vertiges, soit avec l'asthme, les palpitations de cœur, la mélancolie, les maux de tête, la goutte (7), etc. Elles se compliquent encore

avec

---

(7) Chacun sait que la goutte se fixe ordinairement aux pieds, aux genoux, aux mains et aux coudes ; qu'elle siége dans les ligamens ou dans les tendons de ces articulations, et qu'elle a ses périodes, ses paroxismes à-peu-près comme les fièvres continues ont leurs redoublemens, ou les fièvres intermittentes leurs accès. Elle se fait sentir principalement au printems et à l'automne.

La tumeur, qui se manifeste par la douleur, est rouge ou légèrement enflammée dans les tempéramens chauds, et édémateuse ou boursouflée dans les tempéramens froids ; elle diffère encore en ce que la douleur est très-aiguë dans le premier cas, et sourde ou modérée dans le second, etc.

J'ai remarqué que le traitement le plus efficace de la goutte chaude était, 1.º de faire observer au malade un régime sévère, adoucissant et rafraîchissant; 2.º d'appliquer des sangsues sur la partie souffrante, application qu'on réitère deux ou trois fois dans les premiers jours; 3.º de couvrir ensuite la morsure des sangsues avec un cataplasme chaud composé de farine de lin ou

avec d'autres , telles que les maladies vénériennes,
scorbutiques , scrofuleuses , catarrales , et enfin
avec presque toutes les maladies chroniques. Elles

---

de pain blanc dans du lait ; 4.º de diriger , deux fois par jour,
sur le mal la vapeur d'une infusion de fleur de sureau , jusqu'à
parfaite guérison ; 5.º et enfin , de terminer le traitement par
l'usage de quelques doux évacuans , suivis des fébrifuges ou
des amers , en continuant le même régime et tenant toujours la
partie affectée couverte ou de flanelle d'Angleterre, ou de taffetas
ciré, ou plutôt d'un emplâtre de *vigo cum mercurio*.

A l'égard du traitement de la goutte froide , on se borne au
régime anti-scorbutique , aux fumigations aromatiques reçues
sur la partie malade, aux applications de cendres chaudes ou de
pommes-de-terre cuites au feu et écrasées. On finit la cure de la
même manière que celle de la goutte chaude.

Si la goutte est héréditaire et occasionnée par un vice scor-
butique ou syphilitique , dans ce cas on doit associer au traitement anti-scorbutique les frictions mercurielles, et le varier selon
l'état de simplicité ou de complication de la maladie.

Dans la convalescence, le régime , pour l'un et pour l'autre
cas, doit être végétal, et l'on doit prendre le matin, à jeûn, du
suc épuré de cresson d'eau mêlé avec du lait, à la dose de demi-
once qu'on augmente graduellement jusqu'à deux , pendant
quinze jours au moins. Pour prévenir les rechûtes , le malade
continue pendant quelque tems le même régime , et substitue au
suc de cresson celui de chicorée ou de quelques autres amers,
tels que l'orange, la fumeterre, le trèfle d'eau, etc. A tous ces
moyens l'on doit joindre un exercice modéré, une grande sérénité d'esprit, une attention particulière à se vêtir suivant le
degré de fraîcheur ou de chaleur atmosphérique , et une nourriture saine.

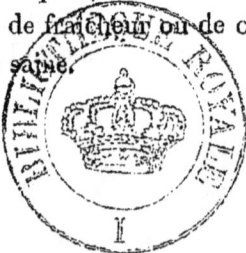

B

sont plus ou moins simples ou compliquées , selon les causes et la complexion. Vous savez, Monsieur, qu'il y a quatre sortes de tempéramens dominans : le chaud et humide ou sanguin, le chaud et sec ou bilieu, le froid et sec ou mélancolique, le froid et humide ou flegmatique.

§. II. — *Des Caractères des Maladies Nerveuses.*

En général, les principaux caractères des vraies maladies nerveuses simples sont à - peu - près les suivans :

Elles commencent brusquement, sans aucun signe précurseur, se reproduisent et se terminent souvent sans crise apparente. Elles sont irrégulières dans leur durée, dans leur marche ; elles attaquent successivement différens organes, rendent les malades extrêmement sensibles aux impressions morales et physiques , les font passer subitement de la gaieté à la tristesse , même à un sentiment d'effroi , sans aucun sujet , si ce n'est celui de croire leurs maux incurables et mortels.

Mais parmi les maladies nerveuses , l'hystéritis est la plus commune , et doit par conséquent fixer le plus notre attention. Elle se manifeste ordinairement à l'âge de puberté, ou à l'époque de la cessation des évacuations périodiques, cessation qui est quelquefois dévancée par des affections morales ou physiques. On sait que dans ce dernier cas, il se forme dans l'organe utérin un globe qui, après avoir parcouru l'abdomen, l'épigastre, la poitrine et le col, se porte souvent dans tous les plexus nerveux de ces parties, et cause la suspension des fonctions animales.

L'hypocondrie se manifeste lentement, et presque toujours dans l'âge viril, par le trouble des fonctions de l'estomac et des esprits animaux, par des gonflemens et des flatuosités intestinales, par des anxiétés précordiales, par des palpitations éloignées et des douleurs vagues, par une terreur panique et imaginaire, par un engorgement à l'hypocondre gauche, etc. etc.

Les paroxismes, ou accès hystériques, sont plus ou moins rapprochés et violens, selon la sensibilité des nerfs, la complication des causes et les remèdes qu'on administre ; ils se renouvellent par les affections morales quelquefois les plus légères, sur-tout à l'époque correspondante au retour des règles, etc.

Les paroxismes dans l'hypocondrie sont souvent déterminés par les tems froids et humides qui diminuent ou suppriment la transpiration, par les passions morales, etc.

Ces différentes maladies se terminent souvent par le marasme, la phthisie, l'apoplexie, la fièvre lente et nerveuse, la paralysie, l'hydropisie, etc.

Si la femme hystérique et l'homme hypocon-

driaque négligent d'employer dans le principe les
secours physiques et moraux propres à rétablir l'équilibre rompu ou dérangé, harmonie qui doit toujours
régner, dans l'état de santé, entre les fluides et les
solides, la maladie alors devient dangereuse et mortelle; mais lorsque le traitement est méthodique, il
n'est aucune maladie nerveuse qu'on ne puisse prévenir et guérir, sur-tout à présent qu'elles sont mieux
connues.

La plupart de ces différens maux s'annoncent par
des idées chimériques, par une tristesse et un ennui
extraordinaire, symptômes qui, dans le principe,
peuvent se détruire, en se hâtant de prescrire au
malade un régime tout opposé à celui dans lequel
ils ont pris naissance. Si la maladie est compliquée,
on ordonne l'usage des médicamens analogues aux
cas. Elle demande les plus grands soins et la plus
grande attention de la part du malade et de la part
du médecin.

Dans un très-grand nombre de maladies compliquées, il est souvent difficile de découvrir les symptômes et les moyens curatifs, mais sur-tout ceux des
maux de nerfs; il y en a aussi sur lesquelles l'art n'a
plus de ressources. Dans le premier cas, nous faisons
la médecine expectante jusqu'à ce que la nature nous
ait montré la marche que nous devons suivre pour
la seconder dans ses combats; dans le second, nous
abandonnons les maux à ses soins, en nous bornant

au régime et aux secours moraux. C'est ainsi que nous prévenons les méprises et les erreurs qui pourraient avoir des suites fâcheuses.

Les maladies nerveuses ont existé de tout tems, mais elles sont devenues graduellement plus fréquentes par la dépravation des mœurs, sur-tout chez les femmes dont les règles sont par là retardées, diminuées ou supprimées subitement. Dans ce dernier cas, la malade sent bientôt une pesanteur, un engourdissement, des maux de reins ou de tête, de l'oppression, de la chaleur, des douleurs dans la matrice ou ses dépendances, etc. Ces symptômes indiquent la nécessité de la saignée au pied, si la malade n'est point enceinte ou qu'elle n'ait pas passé l'époque du tems critique, afin de rappeler promptement ses règles ; mais si au contraire elle est enceinte ou que ses règles ne doivent plus avoir lieu, alors elle doit être saignée au bras pour prévenir une maladie de matrice ou tout autre accident que le régime seul ne pourrait pas éloigner, tel que l'engorgement sanguin qui paraîtrait vouloir se fixer sur l'utérus ou dans les vaisseaux du voisinage.

Les femmes en couches éprouvent les symptômes les plus alarmans des maladies nerveuses. Les douleurs prennent naissance dans la matrice et se font sentir dans tous les viscères du bas-ventre, soit qu'elles aient pour cause la diminution ou la suppression des lochies ; ce qui procure des accidens de toute espèce, comme, par exemple, la frénésie, le délire, la fièvre, les spasmes, les convulsions qui les conduisent souvent à la mort. Je pense que pour les mettre à l'abri de ces maux, il est essentiel de rétablir ou de faciliter les évacuations par les moyens que j'ai indiqués dans le *Conseil aux Femmes grosses*.

Les maladies nerveuses affectent souvent le physique et le moral, mais souvent aussi elles n'affectent qu'un seul organe ou une seule partie du corps, tels que l'estomac, les intestins, le foie, la rate, le pancréas, le mésentère, et plus particulièrement encore la matrice; chacun de ces organes est plus ou moins affecté, selon la simplicité ou la complication de la maladie.

L'estomac et les intestins sont toujours chargés de bile visqueuse et trop épaisse, de crudités qui arrêtent le cours des vents, dérangent les digestions, donnent une mauvaise qualité au chyle, par conséquent au fluide nerveux, et occasionnent des gonflemens qui ne peuvent diminuer que lorsque le malade rend des vents par en haut ou par en bas.

§. III. — *Traitement des Maladies Nerveuses.*

A L'ÉGARD du traitement des maladies nerveuses, les auteurs ne sont pas plus d'accord sur les moyens curatifs que sur les causes qui les produisent.

Pison, Willis, Cheyne, Whytt, Hoffman, Pomme,

et *Sydenham* sur-tout qui a si bien donné l'histoire
des maladies nerveuses, n'ont qu'un seul traitement
qui est incompatible avec tant de complexions., tant
de causes, tant de symptômes, tant de climats, etc.;
mais cela devait être ainsi, parce que leur vie a été
trop courte et qu'ils n'ont pu suffisamment se livrer à
l'observation. De là vient encore que les uns ordonnent les toniques, les autres les relâchans, et que
d'autres se bornent aux secours moraux et au régime;
c'est-à-dire, que les uns ont traité des maladies
nerveuses qui avaient pour cause dominante la tension, et que les autres ont traité celles qui avaient
pour cause majeure le relâchement et la faiblesse
de la fibre. Il en est de même de ceux qui ont
traité des maladies qui n'avaient pour cause que les
affections morales. Enfin, chacun d'eux a fait ses
observations suivant le climat qu'il habitait.

D'après ces motifs, je conclus que nous ne pouvons pas mieux suivre un traitement général dans
les maux de nerfs que dans les maladies catarrales.
Il est vrai que leur caractère et la diversité de leurs
causes rendent souvent le diagnostic et le pronostic
très-incertains; mais toujours devons-nous suivre
attentivement l'indication principale, c'est-à-dire,
que si la tension domine et que la maladie soit
simple, nous devons ordonner un régime adoucissant et humectant; et que si, au contraire, le mal
se manifeste par la faiblesse et le relâchement de la

fibre, on doit s'empresser d'ordonner le régime tonique des convalescens : régimes qui se trouvent décrits l'un et l'autre dans le *Guide pour la conservation de l'Homme*, page 110. Enfin, si la maladie est compliquée avec la syphilis ou le scorbut, je prescris d'abord le traitement des maladies vénériennes ou celui du scorbut, qui se trouvent encore dans le même ouvrage; ensuite je traite méthodiquement la maladie nerveuse. Il est d'autres complications que je passe sous silence; mais vous savez, Monsieur, combien une méthode curative invariable peut rendre grave une maladie dont les causes sont si multipliées.

Je reviens à l'analyse des divers traitemens proposés par les auteurs dont j'ai parlé plus haut.

Hyppocrate conseille les saignées, les purgatifs, un régime humectant, l'abstinence des huileux, des substances grasses, la tempérance et un exercice modéré dans un air sain, etc.

Celse ordonne « les frictions, la lecture à haute
» voix, la promenade, les exercices du corps, comme
» les armes, le jeu de la balle, l'usage du vin, des
» bains, etc. »

Galien conseille dans les maladies nerveuses simples, l'usage des bains et un bon régime; mais dans le traitement des maladies invétérées, il emploie des moyens plus actifs, etc.

Sennert ordonne « les évacuans, les sangsues, les

» saignées, les purgatifs légers , les lavemens, les
» vomitifs, les amers, les martiaux, etc.

Sydenham rapporte qu'il a guéri un hypocon-
driaque qui avait des symptômes alarmans, en lui
conseillant pour tout remède le changement de pays,
l'exercice du cheval, les voyages et une bonne nourriture. Mais son traitement principal était de fortifier
le sang, source des esprits animaux : à cet effet, il
commençait par saigner et purger le malade , lui
donnait des calmans dans les paroxismes , et em-
ployait les odeurs fétides. Il achevait son traitement par les martiaux , etc. Chacun sait avec
quelle sagesse et quel succès il exerçait l'art de
guérir , avec quelle attention il observait l'effet des
remèdes , et avec quelle bonne foi il abandonnait
ceux qui n'atteignaient pas le but, pour en prescrire
d'autres qui lui paraissaient meilleurs.

Hoffman, aussi sage que *Sydenham* , commençait
par faire évacuer doucement la saburre flottante
dans les premières voies; ensuite il calmait le spasme,
rétablissait le mouvement péristaltique , tempérait
l'âcreté des humeurs, et mettait en mouvement celles
qui étaient stagnantes. Il modérait la violence des
paroxismes en ordonnant des boissons délayantes,
des lavemens mucilagineux ; dans l'intervalle des
accès, de légers laxatifs, et lorsque l'acidité dominait
dans les humeurs, les yeux d'écrevisses et la magnésie.
Il terminait son traitement en conseillant la saignée

aux équinoxes de printems et d'automne , l'application des sangsues (dans le cas où il y avait suppression ou tendance aux hémorroïdes), l'usage des
eaux minérales , l'habitation dans une température
un peu élevée , l'exercice du corps sous un ciel
pur , une société agréable , les martiaux et des
emplâtres pour diminuer les flatuosités , etc. S'il
ordonnait la saignée, c'était sans doute pour prévenir
les rechûtes ; mais dans le cas de pléthore sanguine ,
je pense qu'il aurait dû commencer son traitement
par la saignée.

Boerhaave conseille d'adoucir l'humeur tenace qui
obstrue les viscères abdominaux , par les savonneux,
les boissons délayantes , et de la stimuler par des
remèdes hépatiques , anti-hypocondriaques , par les
sels neutres, les laxatifs, les bains , les évacuans,
les mercuriaux, les vomitifs, la saignée, les emplâtres, et enfin, par les exercices du corps.

Pomme reconnaît la même cause, tant dans l'hystéritis que dans l'hypocondrie, quoiqu'il en distingue
les symptômes : aussi il recommande, dans tous les
cas, l'usage des délayans et des relâchans.

Pinel ordonne sagement « l'exercice du corps ,
» une nourriture saine, une habitation salubre, et
» la recherche de tout ce qui peut entretenir la gaîté
» et la sérénité des affections morales. »

« Le bon ami , dit *Andry* , qui nous distrait et qui

» charme tous les momens de notre vie, est dans
» ce cas le meilleur médecin. »

En général, le traitement des maladies nerveuses
doit être varié selon les circonstances qui en déter-
minent les causes, les paroxismes, et les disposi-
tions particulières des individus qu'elles attaquent.
L'opinion des auteurs que j'ai cités, les recherches
historiques et médicales sur l'hypocondrie, par
M. *Louyer-Villermay*; la comparaison de leurs
observations avec celles que vous faites, Monsieur,
dans votre pratique, tout concourt à démontrer
jusqu'à l'évidence cette vérité.

Je ne parlerai point ici du tempérament parfait,
la nature chez lui est assez puissante pour vaincre
le mal; je dirai seulement que le tempérament sanguin ne doit point être traité comme le tempérament flegmatique, quoiqu'ils soient tous les deux
humides. Ils diffèrent l'un de l'autre, en ce que le
premier est chaud et le second froid; de manière
que la fraîcheur sèche conviendrait au premier, et
la chaleur au second. Il en est de même du tempérament bilieux et du tempérament mélancolique,
quoiqu'ils soient tous les deux secs : le premier est
chaud et le second froid; l'humide froid et adoucissant conviendrait donc au premier, et l'humide
et chaud au dernier.

Lorsque les maladies nerveuses sont occasionnées

par la suppression des règles, soit à la suite d'accidens physiques ou moraux, soit enfin à l'approche
de l'âge critique, on doit, dans les deux premiers
cas, les rappeler par un régime adoucissant, des
boissons délayantes et calmantes, des lavemens,
des bains tièdes, par l'exercice et même la saignée,
afin de prévenir des maux graves que la pléthore
sanguine pourrait causer. Dans le dernier cas, on
diminue graduellement la nourriture de la malade,
on lui fait prendre plus d'exercice (8), on lui ordonne
des lavemens, des bains, et de plus, suivant l'indication, la saignée (9) à l'époque du retour des règles,

(8) « Il est essentiel (dit le célèbre M. *Barthez*) d'exciter
» toutes les excrétions naturelles dans une proportion conve-
» nable : ainsi il faut aider la transpiration par un exercice
» médiocre, entretenir la liberté du ventre par l'usage des lave-
» mens, évitant de déterminer la diarrhée, et insister sur l'usage
» modéré des diurétiques appropriés, etc. »

« (9) Il y a des femmes qui craignent ridiculement la saignée
» (dit *Tissot*), fondées sur le préjugé qu'elle dispose à l'hydro-
» pisie ; mais ce qui dispose à l'hydropisie, ce sont les obstruc-
» tions qui se forment, les sécrétions qui se dérangent, l'action
» des vaisseaux qui s'affaiblit par le trop de tension, l'absorp-
» tion qui ne se fait pas par la même cause ; et la saignée qui
» remédie à ces différentes causes, devient alors le meilleur
» préservatif de l'hydropisie. J'ai vu plusieurs femmes que j'ai
» fait saigner tous les mois, pendant les six premiers mois ;
» alors le régime ayant eu le tems d'agir, j'ai pu éloigner suc-
» cessivement la saignée : mais quelquefois on ne peut la quitter
» tout-à-fait qu'au bout de plusieurs années. »

ou tout au moins aux deux équinoxes de l'année :
par là on prévient les maux de matrice si communs
de nos jours.

Dans le principe d'une hystéritis ou d'une hypon-
condrie qui aura pour cause dominante la suppression des hémorragies ou pertes de sang naturelles et
habituelles, et sur-tout si les personnes sont d'un
tempérament sanguin, le traitement doit toujours
commencer par la saignée, par l'usage des délayans
et adoucissans, suivis de quelques doux évacuans,
tels que la magnésie, la rhubarbe, la crême de tartre
ou les sirops purgatifs, afin de mettre les humeurs
en mouvement, et de donner du large à la nature
opprimée ; mais dans le cas de relâchement et de
faiblesse, d'épuisement, de cacochymie, d'âcreté, de
bile épanchée, de mucosité détruite et de nutrition
lésée, la saignée serait nuisible dans les maux de
nerfs, ainsi que les relâchans. Si la maladie est
simple, le régime qui convient à chaque tempé-
ment étant bien observé, suffira pour la guérir et
même pour prévenir les rechûtes (j'indique dans

J'ai constamment suivi cette marche avec succès en traitant
les personnes sanguines ; je n'ai pas même respecté l'âge, car
j'ai saigné madame P.** et madame G.** âgées de 83 ans. La
première a aujourd'hui 86 ans ; elles jouissent l'une et l'autre
d'une santé parfaite, se promènent à pied et usent de tous leurs
sens, comme si elles n'avaient que 50 ans.

le *Guide pour la conservation de l'Homme*, page 80
jusqu'à la page 113, le régime convenable à chaque
tempérament) ; mais si la maladie est compliquée,
c'est au génie du vrai praticien (10) qu'il appartient
de savoir varier le traitement, suivant les causes,
la complexion individuelle, le sexe, l'âge, le genre
de vie, le degré de la maladie, etc.

Il sait raisonner avec le malade sur les causes de
ses maux, se prêter à ses penchans naturels, l'écouter
patiemment, discourir sur son état, afin de découvrir la cause première et dominante de la maladie,
et de prescrire le traitement qui convient.

Il sait aider la nature à rappeler les évacuations
habituelles et naturelles, du moment qu'elles sont
supprimées ; combattre et détruire les causes domi-
nantes qui compliquent souvent la maladie, non
par des remèdes violens, mais par des remèdes
simples et analogues au cas. Il sait relâcher les parties tendues, obstruées ou engorgées ; calmer la
douleur par des remèdes généraux, c'est-à-dire,

---

(10) La députation de la Classe des Sciences physiques et
mathématiques de l'Institut, dans le discours qu'elle a pro-
noncé en présence de *Sa Majesté l'Empereur et Roi*, a dit :
« La médecine, l'agriculture ne sont point tout entières dans
» les livres : la première même, quoique ordinairement plus
» savante que l'autre, diffère dans chacun de ceux qui l'exer-
» cent ; toutes ses doctrines, tous ses procédés ne seraient rien
» sans le génie et le talent des individus. »

la saignée, les boissons délayantes, adoucissantes
et tempérantes, telles que les eaux de poulet,
d'agneau, de veau, de grenouilles, le lait, le petit-
lait, les infusions de fleurs de tilleul, de mélisse,
les lavemens, les bains tièdes, les fomentations
émollientes, les bains de fauteuil, ceux de vapeurs
ou fumigations relâchantes, les emplâtres calmans,
les injections dans le vagin ou dans l'urètre. C'est
ainsi qu'il délaye, rend plus fluides et plus douces
les humeurs, détruit leur viscosité, résout ou fond
les obstructions, rétablit la libre circulation du sang,
de la transpiration et de toutes les sécrétions, telles
qu'elles étaient chez le malade dans une parfaite
santé.

Il sait donner du ton à la fibre trop relâchée et
trop faible, en ordonnant des toniques simples, tels
que l'exercice ou le mouvement pris dans un air
salubre, le choix des alimens et des boissons nour-
rissantes et faciles à digérer; procurer un sommeil
tranquille par l'exercice du cheval, l'usage des eaux
minérales ferrugineuses, ou de l'eau simple dans
laquelle on éteint un fer rougi à la forge ou au feu,
prise froide le matin, de même qu'une infusion de
limaille de fer ou de quelques amers, comme la
racine de gentiane, l'angélique, la cannelle, la
muscade, les sommités de fume-terre, la sauge
des bois, la petite centaurée, l'absinthe, la chicorée, la feuille et la fleur d'orange, la camomille

romaine, le muguet des bois (11), les graines de genièvre, le trèfle de marais, etc.; par l'usage modéré du bon vin à ses repas, mêlé avec plus ou moins d'eau, suivant l'habitude du malade ; des bains, des lavemens, des injections d'eau simple, d'eau thermale ou minérale, le tout pris graduellement froid jusqu'à la glace, et varié selon les cas.

Dans

---

(11) J'ai toujours remarqué dans ces amers autant d'efficacité que dans le quinquina. J'ai même observé que les personnes guéries des fièvres intermittentes avec le premier remède, n'étaient pas aussi sujettes aux rechûtes. D'ailleurs le quinquina, outre qu'il est presque toujours falsifié, est d'une cherté extraordinaire, tandis que le prix de ces plantes est à la portée de tout le monde. Le quinquina est sans doute le premier spécifique des fièvres intermittentes ; mais lorsqu'on l'administre sans y avoir préparé le malade, il fait souvent dégénérer les fièvres de tierce en quarte, et produit des maux de nerfs, des obstructions, des hydropisies, etc.

Hoffman rapporte « qu'un homme, âgé de trente-six ans,
» éprouva une fièvre tierce que l'on supprima bientôt par le
» quinquina. Au bout de quatorze jours, retour de la fièvre ;
» nouvel emploi du quinquina, et toujours retour de la fièvre,
» après l'usage du fébrifuge. A la cinquième fois, la fièvre ne
» revint pas; mais bientôt douleur à l'hypocondre droit, s'éten-
» dant dans l'hypocondre gauche, palpitations, gêne dans la
» respiration, envies de vomir, sur-tout après un accès de colère,
» qui aggravait toujours son état ; chaleur extrême, vertiges,
» pesanteur de tête, trouble de la vue, illusion d'optique très-
» légère, saignement de nez, douleur vive, et sentiment de froid
» au dos et aux lombes, flatuosités, douleurs vagues dans les
» membres, etc. »

Dans l'épilepsie, le vertige, les convulsions, il se hâte d'ordonner l'usage de la grande valériane sauvage, de la pimprenelle, de la pivoine mâle, soit en infusion, soit en poudre ou en pilules ; et dans les paroxismes ou accès, des potions anodines, des pastilles ou de l'eau de menthe, de fleurs d'orange, d'angélique, de mélisse, etc.

Dans les différentes hydropisies et asthmes, il prescrit de la même manière l'usage des feuilles de digitale pourprée, de trèfle d'eau, de l'assa-fœtida, le cresson d'eau, l'oignon blanc, etc.

Enfin, il sait joindre les secours moraux aux secours physiques, en détournant ou en calmant peu-à-peu les passions (12), soit par des paroles consolantes, soit, dans plusieurs cas, par la musique guerrière, les airs de nos opéra comiques, ou la musique vocale, au choix du malade; soit par le charme de la lecture ou des jeux et conversations amusantes ; soit enfin par l'exercice de la chasse, de la pêche, la culture des parterres ou des jardins : en sorte qu'il prescrit aux hypocondriaques de bécher, de semer, de

---

(12) Les anxiétés qui naissent de la jalousie et de l'amour concentré, sont deux causes majeures de l'hystéritis et de l'hypocondrie, causes qui ne peuvent se guérir que par la fidélité constante et la possession de l'objet aimé.

Ovide conseille, avec raison, de former de nouveaux liens pour guérir les affections causées par un amour malheureux.

La Bruyère dit : « Vouloir oublier un objet, c'est penser à lui ; pour l'oublier, il faut penser à d'autres objets. »

C

planter, de tailler, etc.; et aux hystériques, de
sarcler, de ratisser les allées, cueillir les fleurs, etc.

§. IV. — *Moyens prophylactiques.*

Mais ne serait-il pas plus avantageux et plus aisé
de prévenir les effets de ces maladies par un régime
ou un genre de vie tout opposé à celui qui les occa-
sionne, en ordonnant aux malades d'habiter une
campagne dont l'air soit sain (13), de se nourrir
d'alimens faciles à digérer, et de se promener en
voiture, à cheval ou à pied?

C'est dans une campagne bien aérée (14), dans une
température convenable, que l'on retrouve le caractère d'une gaîté (15) et d'une santé parfaites, lorsqu'on
a eu le malheur de les perdre. En effet, quoi de plus
propre à faire diversion que les différens travaux de
la campagne et l'aspect enchanteur des riches pro-
ductions de la terre! Un jour le malade se promène

(13) L'air le plus salutaire et qui convient le plus généralement,
est celui qui est pur, serein, tempéré, dont la pesanteur et
l'élasticité ne sont pas affaiblies par une trop grande quantité
de vapeurs aqueuses, et la nature viciée par des exhalaisons mor-
bifères et capables de porter le désordre dans l'économie animale.

(14) C'est-à-dire dans les lieux secs et élevés, situés au levant
et au midi, pour les tempéramens froids, et pour les tempéramens chauds, au nord-est, éloignés des marais, des eaux
stagnantes, des mines, des montagnes et des forêts, etc.

(15) La gaîté est un des premiers moyens qu'on puisse employer pour combattre les affections morales; aussi les médecins
philosophes la recommandent-ils à leurs malades comme un
puissant remède propre à vaincre la douleur.

en voiture, un autre jour à cheval, suivant ses forces ;
et pour consolider sa guérison, il fait quelques voyages à petites journées.

Les personnes menacées de l'hystéritis ou de l'hypocondrie et autres maladies de nerfs, doivent s'empresser de quitter le séjour de la ville pour celui de
la campagne, se livrer à la culture du jardin, jusqu'au
premier degré de fatigue ; et à l'aide d'un bon régime,
ainsi que d'une société agréable, le mal sera détruit
dans son principe sans le secours des médicamens.
En un mot, le traitement des maladies nerveuses par
l'hygiène et les moyens moraux, convient infiniment mieux que celui où l'on emploie des remèdes.

Pour appuyer ce principe, permettez-moi, Monsieur, de joindre ici quelques observations qui ne
sont pas sans quelque intérêt.

Je vous ai parlé, dans ma première lettre, d'une
dame atteinte d'un mal de matrice qui avait pour
cause principale la suppression de ses règles, en
ajoutant que je l'avais saignée avec succès dix-huit
fois en neuf mois de tems. Je dois vous dire que
cette maladie s'était manifestée par des pertes abondantes de sang, suivies de pertes blanches, qui se
succédèrent alternativement, pendant l'espace de
deux ans, quelques mois après la suppression défi-
nitive des évacuations périodiques. Je pense que l'on
aurait prévenu cette maladie en pratiquant la saignée
au bras, à l'époque où les règles avaient lieu, en la
réitérant selon l'indication, et en ordonnant les

bains , les lavemens , les injections dans le vagin ,
faites avec des infusions émollientes , ainsi qu'un
bon régime et un exercice modéré.

1.re *Observation ; sur une Hystéritis.*

Le 1.er messidor an 12, je fus appelé auprès de la
malade dont il est question ; elle était âgée de 52 ans
et d'un tempérament sanguin. Je la trouvai dans un
état pitoyable et se lamentant depuis plus de trois
jours. Le toucher me fit reconnaître un engorgement considérable à l'utérus et à toutes les parties adjacentes : la matrice était d'une grosseur,
d'une tension et d'une sensibilité extrêmes. Après un
examen très-attentif, j'ordonnai une diète sévère,
une boisson abondante, l'application de huit sangsues à la vulve, suivie d'une saignée au bras; les
fomentations émollientes, les lavemens , les injections dans le vagin, les grands bains le matin et les
bains de fauteuil le soir , pris tièdes : tout fut mis
en usage, et la saignée répétée lorsqu'elle était indi-
quée. Bientôt les symptômes alarmans disparurent ,
et les moyens curatifs furent diminués et administrés
graduellement froids. J'ordonnai, de plus , un verre
d'eau ferrée le matin.

Le régime fut toujours adoucissant ; les secours
moraux propres à prévenir les effets nuisibles des
affections craintives de l'ame ne furent pas négligés.
Enfin tout fut employé méthodiquement jusqu'au
20 pluviôse an 13, époque où je jugeai la guérison
parfaite , en indiquant néanmoins les précautions

à prendre pour prévenir une rechûte. Cependant, comme la malade avait conçu quelques craintes, je l'invitai à consulter mes estimables collégues de Grenoble ; et malgré les assurances qu'ils s'accordèrent à lui donner, que l'ulcère était bien cicatrisé, elle résolut d'aller consulter les plus célèbres médecins de Lyon. Je l'adressai à MM. *Petit* et *Martin* aîné. Ce dernier voulut bien m'honorer de la lettre dont voici quelques fragmens :

Lyon, le 4 ventôse an 13.

« J'AI vu, Monsieur le Docteur, une malade qui » doit à vos conseils salutaires d'avoir échappé à » des accidens très-graves ; et si elle s'est adressée » à moi pour achever un ouvrage que vous avez » si bien commencé, c'est moins par défaut de » confiance que par la nécessité de s'isoler de » toutes ses connaissances, pour se livrer entiè- » rement aux soins de sa guérison.

» D'après le récit détaillé que madame B.** m'a » fait, j'ai jugé qu'elle avait été atteinte d'une véri- » table hystéritis, dont elle a eu plusieurs rechûtes. » Le toucher m'a fait reconnaître qu'il n'existait à » l'utérus, ni à ses dépendances, aucune tumeur ou » engorgement chronique ; je ne suis donc point » embarrassé pour prononcer que toutes les traces » de l'hystéritis ont disparu, etc. »

Une lettre que M. *Petit* m'a écrite sur le même sujet, n'est pas moins concluante ; en voici le commencement :

Lyon, le 15 novembre 1807.

« J'ai reçu, Monsieur et très-honoré Collégue, la
» lettre que vous avez adressée à M. Marie de Saint-
» Ursin, et qui contient des réflexions très-judicieuses
» sur les inconvéniens de l'émétique et sur la pré-
» vention trop généralement établie contre la saignée.
» Il appartenait à un praticien qui, pendant trente
» années, a su faire un heureux emploi de l'un et
» de l'autre, de prescrire les règles et d'indiquer les
» cas où il faut savoir en faire usage. Comme vous,
» j'ai reconnu que dans les affections aiguës de la
» matrice, la saignée était un des moyens les plus
» efficaces, et que l'on ne saurait trop la répéter,
» si l'on veut assoupir la fatale vitalité de cet organe
» qui ne se réveille que trop cruellement pour le
» malheur des femmes, etc. »

2.me Observation; sur une Hypocondrie à la suite de fatigues et de chagrins.

Le 24 janv. an 11, je fus appelé auprès de M. C.**,
capitaine d'artillerie, âgé de 45 ans et d'un tempérament mélancolique. Il était atteint, depuis plusieurs années, d'une maladie nerveuse qui s'était
manifestée par de grandes anxiétés, une douleur de
tête, un gonflement et une tension dans l'abdomen,
sur-tout vers l'hypocondre gauche, et par une douleur qui se faisait sentir plus ou moins vivement,
tantôt au dos et aux épaules, tantôt à la poitrine et
à l'abdomen. Il avait combattu sa maladie par un grand

nombre de remèdes , sans éprouver aucun soulagement durable. Je trouvai même encore sur sa che-
minée des pilules argentées , des potions narcotiques
et du quinquina. A l'époque où je le vis, les symptômes de sa maladie s'étaient aggravés et multipliés.
J'observai une gêne habituelle dans la respiration ,
une palpitation de cœur ; une tension douloureuse
dans la poitrine, un sommeil agité, et une répu-
gnance bien prononcée contre toute sorte d'alimens;
il y avait dureté vers l'épigastre gauche , augmentation de fièvre lente sur le soir, et un sentiment
d'effroi qui le portait à croire que sa maladie était
mortelle.

Après avoir bien réfléchi, je fis ce qu'on aurait
pu faire avec plus d'avantage au commencement de
son traitement. J'ordonnai, 1.º l'application de quatre
sangsues sur l'engorgement de l'épigastre , suivie
d'un cataplasme fait avec la farine de lin ; et comme
il y avait tendance aux hémorroïdes, je lui fis appliquer le jour suivant six sangsues à l'anus , et prendre
ensuite , dans l'espace de huit jours , quatre doses
d'opiat composé de rhubarbe , de crême de tartre
et de sirop de chicorée ; le tout dans l'intention de
faire couler doucement la saburre flottante dans les
premières voies, de remettre les humeurs en mouvement, et de favoriser les efforts de la nature.

2.º De recevoir, pendant l'espace d'un mois, la
vapeur d'une infusion de plantes émollientes ou adoucissantes, le matin par le bas, le soir par la bouche

et par le nez, et de faire précéder ces fumigations de deux lavemens, ainsi que de plusieurs frictions.

3.º Et enfin, de composer son déjeûner et son souper d'un bon consommé; son dîner, d'une soupe de pâte ou de pain, préparée au gras ou à l'huile d'olive, avec quelque peu de volaille ou viande blanche, et de prendre pour boisson, de l'eau de poulet, d'agneau ou de veau, mêlée avec le miel.

Ce traitement a été continué pendant deux mois, au bout desquels tous les symptômes fâcheux avaient disparu. Alors je conseillai au malade d'habiter la campagne, de s'y livrer à tous les exercices et amusemens modérés qu'il pourrait se procurer, mais sur-tout de voyager à cheval, de s'arrêter au premier degré de fatigue, et de suivre le régime que j'eus soin de lui prescrire, pour prévenir toute rechûte. Mes conseils ayant été suivis avec axactitude pendant six mois, le malade se trouva, à cette époque, tout-à-fait guéri, et fut en état de reprendre ses occupations ordinaires.

Voilà, Monsieur, une faible esquisse des causes, et des moyens prophylactiques et curatifs des maladies nerveuses. Je les développerai avec plus d'étendue dans une troisième lettre que j'aurai l'honneur de vous adresser. Je m'estime heureux d'avoir établi avec vous une correspondance sur les causes et les procédés curatifs des maladies catarrales et nerveuses, qui forment ou qui compliquent presque toutes les autres.

Puissent tous les médecins, à mon exemple, vous faire parvenir les observations qu'ils ont faites et qu'ils feront encore sur ces cruelles maladies ! En les insérant dans votre estimable gazette, elles nous serviraient tout à la fois de guide et d'encouragement dans nos travaux.

Ce n'est qu'en rassemblant beaucoup d'observations, en les comparant ensemble, et en faisant le choix de celles qui, dans une longue pratique, nous auraient montré le plus d'efficacité, que nous pouvons établir une doctrine facile à saisir, sûre et sans erreur.

Le médecin, l'ami de ses semblables, celui qui doit constamment s'occuper du soin d'améliorer le sort de l'espèce humaine, et la garantir des maux qui peuvent menacer son existence, pourrait-il avoir de réserves à garder, lorsqu'il s'agit d'un avantage réel pour la société? Pourrait-il garder le silence et retenir l'expression de ses justes regrets, en voyant une famille éplorée par la perte de son chef, et ne pas émettre avec franchise son opinion sur des principes qui lui semblent erronés? Le génie le plus grand, dans l'invention, deviendrait méprisable aux yeux du sage, s'il privait le public du fruit de ses veilles et de ses découvertes, sur-tout lorsqu'elles sont relatives à la conservation de la santé de l'homme.

Si les médecins de tous les tems et de toutes les nations s'étaient constamment communiqué les observations qu'une longue et sage pratique pouvait leur fournir, la médecine aurait fait plus de progrès, et les hommes, plus éclairés sur les maladies auxquelles ils sont en proie, les auraient prévenues et combattues avec plus d'avantage.

Puisse ce vœu, que j'ai formé depuis long-tems, se réaliser enfin ! Mon cœur tressaillera de joie, et l'humanité sera consolée !....

Ce sont vos sentimens, Monsieur, comme les miens, que j'exprime ici : heureux si les idées que j'ai l'honneur de vous adresser, peuvent être de quelque utilité !

Je vous prie, Monsieur, de croire à la haute estime et à la parfaite considération avec lesquelles j'ai l'honneur de vous saluer.

FRIER, *Médecin.*

Grenoble, le 1.er décembre 1808.

P. S. Ma lettre était sous presse, lorsque j'ai réfléchi de nouveau sur son contenu; et quoiqu'elle soit déjà trop longue, vous voudrez bien, Monsieur, me permettre de vous faire part d'une pensée que je crois très-heureuse. (Je la dois au D. Clerc.)

Il aurait sans doute des droits à l'estime publique, le médecin qui, en combattant les erreurs, les abus, les systèmes, en simplifiant la pharmacologie, et en rejetant le grand nombre de remèdes qui dérangent l'harmonie des fonctions animales, s'ils ne tuent pas, parviendrait à trouver un agent presque général, tout à la fois nutritif et médicamenteux !

Pénétré de cette grande idée, j'ai tenté la découverte. Y suis-je parvenu ! Je n'ose m'en flatter. Quoi qu'il en soit, voici un apperçu de mes réflexions, et je serai au comble de mes vœux, si seulement je puis approcher du but.

On sait que les propriétés naturelles du lait sont non-seulement de nourrir, mais encore d'adoucir, et que comme tel nous l'employons avec succès dans un grand nombre de cas. Ne pourrions-nous pas lui donner à notre gré la vertu médicamenteuse que nous désirerions, en nourrissant les animaux qui le fournissent, avec des plantes dont le suc est reconnu propre à combattre la maladie que nous avons à traiter?

En effet, pourquoi le lait est-il nourrissant et adoucissant? C'est que les plantes usuelles des animaux ont cette double vertu, et que leur lait n'est autre chose que l'extrait balsamique de ces plantes alambiquées par la nature. Or, qui empêche de donner pour nourriture à ces bêtes si utiles, les herbes qui forment la base du remède dont on a besoin?....

Je crois donc, Monsieur, qu'on peut remplacer par le lait, la plupart des remèdes pharmaceutiques. Eh! ne serait-ce point là celui qu'on a vainement cherché jusqu'à ce jour... la Panacée!....

Comme je parle à un Confrère plus éclairé que moi, et qu'un *Post-Scriptum* n'est pas un ouvrage, je me bornerai à lui citer le fait suivant :

Le 4 avril 1785, je fus appelé auprès d'une novice du couvent de Sainte-Marie de Grenoble. Elle était d'un tempérament mélancolique, et âgée de dix-huit ans.

Après l'avoir bien observée, je reconnus que la malade était atteinte d'une hystéritis compliquée avec une hémoptysie occasionnée par le chagrin et le défaut d'exercice, ce qui avait arrêté l'écoulement menstruel.

La maladie de cette intéressante demoiselle s'était manifestée par un mal-aise général, un son plaintif, des pleurs involontaires, un mal de tête violent, un changement momentané de la face tour-à-tour colorée et pâle, par des palpitations de cœur, un sentiment de strangulation, précédée du globe hystérique et d'un resserrement spasmodique. A ces symptômes se joignaient des crachemens de sang, une toux sèche, une fièvre lente avec redoublement sur le soir.

La fréquence, l'élévation, la plénitude et la dureté du pouls portées fort au-dessus de l'état naturel, me déterminèrent à ordonner d'abord une saignée de pied, la vapeur d'infusions émollientes (reçue tant par la bouche que par le nez), des lavemens, des bains de pied, et une boisson abondante d'une décoction de fleurs de tilleul coupée avec le lait. Ensuite je lui prescrivis, pour tout aliment, le lait d'une jeune chèvre nourrie avec les feuilles de la grande consoude, d'ortie, de mûrier, d'orme ou de frêne : elle le prenait, le matin, à la dose d'environ six à huit onces, dix à douze onces à midi, une pareille quantité à six et à dix heures du soir. Dans les intervalles de ses légers repas, elle continuait à boire du même lait mêlé avec une infusion de fleurs de tilleul, de violettes ou de guimauve.

Le troisième jour du traitement, les évacuations menstruelles parurent et furent assez abondantes pour faire disparaître tous les symptômes alarmans. Vers le 6.e jour, les crachemens de sang cessèrent.

J'ordonnai alors qu'on fît manger à l'animal des feuilles de mauve, de guimauve, de lierre terrestre, de pimprenelle, de capillaire, d'angélique, de bourrache ou de buglose, sa boisson blanchie avec la farine d'orge, et que la malade augmentât graduellement, jusqu'à quinze onces, la dose du lait qu'elle prenait.

Le 11.e jour, elle fut purgée avec deux onces de syrop de chicorée composé, mêlé avec une infusion de fleurs de pêcher.

Le 12.e, je permis à la malade de prendre à midi une bouillie faite avec la farine d'orge et le lait dont elle faisait usage.

Le 17.e, elle prit un purgatif semblable au premier.

Le 25.e, attendu qu'il ne lui restait plus que la faiblesse qui suit ordinairement les maladies graves, la chèvre fut nourrie d'orge, d'avoine en herbe, de trèfle ou de chicorée, et j'engageai cette jeune fille à aller, du consentement de sa supérieure, passer sa convalescence chez ses estimables parens, où elle continuerait le même régime jusqu'à son parfait rétablissement, en y ajoutant un exercice modéré.

Mes soins furent bientôt couronnés d'un heureux succès, et j'eus le bonheur de l'arracher des bras de la mort.

Dans la troisième lettre que je vous ai annoncée ci-dessus, j'aurai l'honneur, Monsieur, de vous développer les principes que je viens d'établir.

A Grenoble, de l'Imprimerie de J. H. PEYRONARD.

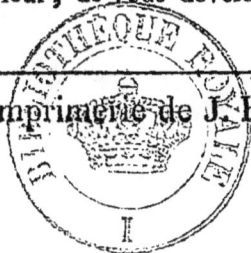

*TROISIÈME LETTRE adressée à M. le
docteur* MARIE DE SAINT-URSIN, *rédacteur général de la* Gazette de Santé,
à Paris, *sur les moyens de rendre à
volonté le lait et le petit-lait médicamenteux.*

PAR M. FRIER, docteur en médecine, à
Grenoble.

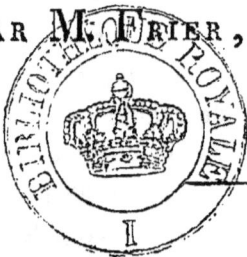

MONSIEUR ET CHER COLLÉGUE,

JE vous ai promis une troisième lettre ; mais mes
occupations ne me permettant pas de lui donner
tous les développemens qu'exigerait le sujet, je vous
prie d'y suppléer, et dans cette espérance, je me
bornerai à établir les principaux moyens de varier
les vertus médicamenteuses du lait et du petit-
lait : par là, j'aurai rempli la promesse que je vous
ai faite dans le *Post-scriptum* de ma seconde lettre.

Ces moyens sont, 1.º d'habituer graduellement les
animaux dont on veut prendre le lait, à se nourrir

des plantes réconnues propres à combattre les maladies que nous avons à traiter, ou tout au moins
mêlées au bon fourrage provenant des montagnes
situées au levant ou au midi;

2.° De faire prendre au malade le lait mêlangé
avec les infusions, décoctions ou sucs des plantes
que les animaux répugneraient à manger.

Le lait doit incontestablement avoir les mêmes
qualités que les plantes qui font la base de la nourriture des animaux, puisqu'il en conserve le goût.

En effet, si elles sont douces et mucilagineuses,
le lait est plus nourrissant et plus sucré que si elles
sont âcres ou acides. Dans le premier cas, il est
propre à adoucir l'acrimonie des humeurs ; dans
le second, il est purgatif. Il en est de même des
autres plantes.

On peut donc combiner les différentes qualités du
lait, c'est-à-dire, le rendre à volonté purgatif, sudorifique, tonique, antiscorbutique, diurétique, etc.

Cette boisson, qui est en même tems nutritive,
sera-t-elle plus avantageuse dans le traitement de
la plupart des maladies, que les autres remèdes
usités en médecine? La question me paraît facile à
résoudre.

Les plantes ne peuvent avoir de vertu que lorsqu'elles sont préparées par infusion, extraction,
distillation, ou prises en nature ; or, de quelque
manière qu'on les administre aux malades, le lait

provenant du suc de ces mêmes plantes, modifié à volonté, mérite la préférence par une raison bien simple.

Les plantes sont d'abord triturées, ensuite digérées dans l'estomac des animaux, et enfin leur suc produit le chyle, qui, à son tour, donne naissance à toutes les humeurs, et les entretient. Aussitôt qu'elles sont formées, une portion est portée avec le sang des artères mammaires dans la partie glanduleuse des mamelles, où la nature sépare le lait par la secrétion (1). Or, cette préparation me paraît plus naturelle, et conséquemment préférable à celle de l'art.

On me dira peut-être que les animaux ne mangent pas de toutes les plantes usitées en médecine : j'en conviens ; mais les refuseront - elles mêlées avec celles qu'ils recherchent le plus, ou assaisonnées de

---

(1) D'après Venel, Hoffman et plusieurs autres célèbres médecins, le lait est composé de crême, de fromage, de petit-lait et de sucre. En effet chacun sait que le lait est une substance naturelle, liquide, d'un blanc mat, qui résulte du mélange de trois principes très-différens, et qui ne sont liés ensemble que par une adhérence très-imparfaite : ces principes sont, 1.º une graisse subtile, connue sous le nom de beurre ; 2.º une substance muqueuse, appelée fromage ; 3.º une liqueur aqueuse chargée d'une matière saline et muqueuse, qu'on nomme petit-lait. Cette matière extraite du petit-lait, prend le nom de sel ou sucre de lait.

la substance qu'ils savourent avec tant de plaisir, le sel ?

Ainsi, 1.º dans le traitement d'une maladie qui a pour cause dominante l'épuisement (2), la faiblesse et le relâchement de la fibre, on nourrit l'animal avec des feuilles de chicorée, de benoîte, de chardon, ou

---

(2) Dans le traitement des maladies occasionnées par l'excès des plaisirs de l'amour, du libertinage, de la masturbation (les jeunes gens doivent lire et observer l'*Onanisme* du célèbre *Tissot*), par l'usage des remèdes mal administrés, etc., il n'est pas d'alimens ni de remèdes qui puissent prévaloir sur le lait, lorsque l'estomac du malade le digère facilement.

Or, on doit le préférer, parce qu'il adoucit l'acrimonie des humeurs, relâche doucement la fibre, répare les forces, et que tout en nourrissant, il désaltère, entretient les sécrétions, dispose à un sommeil tranquille, et n'est point susceptible de putridité comme le sont les sucs des viandes.

Buchan rapporte que « *Zacutus Lusitanus* dut à l'usage du
» lait le rétablissement d'un jeune-homme que des excès avec
» les femmes avaient jeté dans une fièvre lente, accompagnée
» d'une chaleur brûlante, d'une ardeur d'urine qui l'avaient
» épuisé au point qu'il ressemblait plutôt à un squelette qu'à
» un être vivant. »

Ce savant auteur ajoute : « Si le lait a produit cet heureux
» effet sur un sujet aussi avancé, que sera-ce sur ceux qui ne
» font que ressentir les premières atteintes de l'épuisement ?
» Mais nous devons prévenir que pour que le lait passe bien, il
» faut ou que le malade en fasse sa seule et unique nourriture,
» ou qu'il ne le prenne qu'à jeun, c'est-à-dire à déjeûner et à
» souper, lorsque l'estomac est entièrement débarrassé de la
» digestion des autres alimens. »

avec du maïs, de l'avoine, de l'orge, du bled en herbe, etc. On compose son déjeûné de baies de genièvre mêlées avec la farine qui provient des grains de ces dernières plantes, et dont on se sert aussi pour blanchir sa boisson.

2.º Si au contraire la maladie dérive de la tension de la fibre ou de l'acrimonie des humeurs, on fait prendre à l'animal de la mauve, de la blette, des épinards, de la laitue, de la luzerne, du trèfle, etc.

3.º S'agit-il d'arrêter le crachement et le vomissement de sang, ou toute autre hémorragie (3), on fait manger à l'animal des feuilles d'ortie, de plantin, de la grande-consoude, de mûrier, d'orme, de frêne, etc.

4.º Avez-vous à traiter des maladies chroniques de la poitrine ou du bas-ventre, avec engorgement ou ulcère au poumon (4), aux reins, à la matrice, etc.,

---

(3) Dans les hémorragies graves et internes, on fait prendre au malade le lait graduellement froid jusqu'à la glace.

(4) « J'ai vu souvent des pulmoniques, dit *Buchan*, que l'on » avait envoyés à la campagne, en leur prescrivant de monter » à cheval, de vivre de lait et de végétaux, en revenir au bout » de quelques mois, exempts de toutes douleurs, et même ayant » recouvré leur embonpoint. » — Cependant ce régime ne peut avoir d'heureux succès que lorsque la maladie n'est pas héréditaire ou trop avancée.

Boerhaave fait mention d'un malade qui fut guéri de la mélancolie, par un long usage de petit-lait, d'eau et de fruits. Sans vous alimentez l'animal nourricier avec les feuilles de guimauve, de bourrache, de buglose, d'angélique, de pimprenelle, de bouillon-blanc, de capillaire, etc.

5.º Dans le traitement de l'hydropisie ou du scorbut, on donne à l'animal des feuilles d'asperges, d'arrête-bœuf, de chicorée, de cresson, de raves, de navets, de choux, des bourgeons de genièvre ou de sapin, etc.

6.º Lorsqu'il est question de maladies spasmodiques, on fait manger à l'animal des feuilles de tilleul, de mélisse, de mauve, de guimauve, de violettes, de laitues, de pimprenelle, etc.

7.º Enfin, dans les cas où les évacuans sont indiqués, on donne à l'animal, le jour qui précède celui où l'on se prépare à purger le malade, des feuilles de pêcher, de sureau, etc.

Rien n'est donc plus facile que de rendre le lait et le petit-lait médicamenteux, soit en nourrissant les animaux qui le fournissent avec les plantes indiquées par la nature de la maladie, soit en mêlant le lait aux sucs ou aux infusions de ces mêmes plantes, et soit enfin en clarifiant le petit-lait avec ces mêmes sucs.

---

doute que la dissipation, la gaieté et l'exercice avaient beaucoup contribué à cette guérison.

Les procédés, les ménagemens, la douceur, les bons traitemens et le raisonnement sont des armes victorieuses dans la main de celui qui sait s'en servir à propos.

Le lait, me dira-t-on encore, ne passe qu'aux personnes qui y sont habituées (5) ; mais pourquoi ne nous accoutumerions-nous pas à nous nourrir d'une substance dans laquelle nous avons été conçus et alimentés pendant notre enfance (6), puisque nous nous familiarisons si facilement avec l'usage du vin, des liqueurs et du café, qui cependant nous sont bien plus étrangers que le lait des animaux ? D'ailleurs, si nous prenons des remèdes répugnans, pourquoi ne les remplacerions-nous pas par le lait qui est si doux et si agréable au goût?...

Il est un moyen bien simple d'y parvenir : c'est de le prendre en petite quantité qu'on augmente graduellement, mêlé avec les sucs, décoctions ou infusions des racines, feuilles ou fleurs des plantes indiquées par la cause dominante de la maladie, ou avec une émulsion faite avec de l'eau et des amandes douces. On peut également le préparer avec le miel, le sucre, les sirops, les eaux de veau, d'agneau, de poulet, de grenouilles, ou avec le thé, le café, surtout celui d'orge ou de chicorée. On le marie encore aux farineux, aux œufs, au suc des fruits, enfin

---

(5) M. *Cheyne* dit « n'avoir jamais connu personne qui, ayant
» travaillé sincèrement à se rendre le lait bienfaisant, n'ait sur-
» monté toutes les difficultés et n'en soit venu à bout à sa grande
» satisfaction et à son avantage, à moins que l'état du corps ne
» fût sans ressource. »

(6) Le lait des animaux bien sains, bien soignés, diffère peu de celui des femmes.

à l'eau commune, aux eaux minérales, et même aux eaux de fleur d'orange, de canelle, de cerises, de menthe ou d'angélique, dans le cas où la fibre serait relâchée : ce mélange contribue efficacement à faire passer le lait.

On peut donc faire usage du lait mêlé ou pur, chaud, bouilli ou froid, écrémé ou non, suivant la disposition particulière du malade.

Si on le prend pour tout aliment, c'est alors une diète laiteuse qui doit être réglée sur les principes suivans :

1.º Il faut choisir le printems ou l'automne; néanmoins on peut le prendre en toutes saisons.

2.º Si on veut le rendre plus efficace, il faut accoutumer le malade à teter l'animal (7) : on sent que le lait n'ayant aucune communication avec l'air, ne perd rien par l'évaporation. Mais si cela est impossible, on le tire dans un vaisseau de verre plongé dans de l'eau tiède, qu'on bouche ensuite hermétiquement pour ne le déboucher que lorsqu'on le présente au malade; et soit qu'on prenne le lait pour toute nourriture, pur, mêlé, ou en boisson, soit qu'on le prenne une fois par jour, il est nécessaire, sur-tout lorsque les premières voies sont chargées de saburre bilieuse, de s'y préparer par quelques

---

(7) La chèvre est plus facile à teter que les autres animaux.

doux évacuans, tels que les sirops purgatifs mêlés
avec une infusion de fleur de pêcher.

3.º Quand le lait compose toute la nourriture du
malade, il commence par en prendre six à huit ónces
pur le matin, dix à douze onces à midi, autant à six
heures du soir, et à dix heures une quantité égale à
celle du matin. On augmente ou on diminue graduellement ces doses, suivant le besoin et les forces
du malade. Je dois ajouter qu'on ne doit pas cesser
tout-à-coup l'usage du lait, et qu'il faut s'en sevrer
petit à petit, ainsi qu'on l'a commencé.

Cette diète blanche convient sur-tout dans les
maladies chroniques où l'acrimonie des humeurs, la
faiblesse et l'épuisement du malade ne permettent
ni d'autres alimens, ni d'autres remèdes que le lait.
On administre celui d'ânesse, de chèvre (8), de vache
ou de brebis, suivant les circonstances.

Il est vrai qu'en général le lait de femme a été
célébré dès la naissance de l'art, comme le premier

---

(8) Il résulterait un grand bien pour la société, si les chèvres
devenaient entièrement les nourrices des enfans trouvés, sur-
tout de ceux qui sont nés mal-sains. Cette pratique obvierait
aux inconvéniens et aux dangers qu'on a à craindre, tant pour
les enfans que pour les femmes qui font le métier de nourrice.
J'ai observé que les chèvres qui alaitent des enfans, viennent
volontairement se faire teter à leurs nourrissons aux heures
prescrites par la nature, et qu'à-peu-près la moitié de l'espèce
humaine périt dans l'enfance, ou par la négligence des nourrices
mercenaires, ou par un traitement mal appliqué.

de tous les laits, le plus sain et le plus propre à la nature de l'homme ; mais pour la facilité générale, on administre celui des animaux.

On emploie le lait chaud avec succès dans plusieurs affections externes, sur-tout lorsqu'elles sont douloureuses, soit en fumigations ou injections dans les yeux, dans les oreilles, dans le vagin, soit en lavemens lorsqu'il s'agit du traitement des hémorroïdes, des dissenteries, soit enfin en cataplasmes appliqués sur les tumeurs inflammatoires.

La vapeur du lait, reçue par la bouche et par le nez, est très-salutaire aux maux de poitrine (9). En

---

(9) Pour appuyer l'opinion que j'ai constamment manifestée dans mes précédens ouvrages au sujet des maladies de poitrine, qu'il me soit permis de joindre ici l'analyse d'un article que j'ai lu dans un ouvrage périodique et que j'ai commenté.

Sydneham, ce grand observateur, a consigné dans ses écrits, qu'un septième de l'espèce humaine périt annuellement de la phthisie. Le célèbre M. *Portal*, médecin à qui nous devons le meilleur ouvrage sur la phthisie, en reconnaît, avec raison, quatorze espèces différentes, soit héréditaires, accidentelles, tuberculeuses, ou simples ou compliquées, et souvent causées par des vices vénériens, scrophuleux, scorbutiques, etc. Tous les praticiens s'accordent à diviser la pulmonie en aiguë et en chronique.

La première appartient aux constitutions nerveuses, délicates ou pléthoriques, et la seconde est le partage des tempéramens lymphatiques et cacochymes. Cette classification exige un traitement approprié à chaque espèce. Aussi c'est par les bains, les délayans, les adoucissans ou mucilagineux qu'on guérit les la recevant par le bas pour les maladies des viscères du bas-ventre, elle produit le meilleur effet. Il en

―――――――――――――――――――――

phthisies d'irritation, tandis que les toniques, les pectoraux béchiques et les incisifs conviennent aux phthisies catarrales. Dès l'invasion d'une maladie de poitrine, lorsque la toux est violente, s'il survient un crachement de sang, que le pouls soit plein, dur, fréquent, on doit pratiquer la saignée; c'est là le seul baume de vie qu'on puisse donner alors. Il faut considérer que le remède le plus héroïque est celui qui combat avec le plus d'efficacité l'inflammation du poumon. Dans tous les cas où l'intensité des symptômes indique un engorgement dans la poitrine, le cerveau et le bas-ventre, la saignée devient nécessaire, soit pour désemplir les vaisseaux en relâchant la fibre, soit pour donner du jeu à cette matière immobile, soit enfin pour diminuer la quantité de l'humeur qui forme l'engorgement, et faire rentrer le reste dans les voies de la circulation. Or, il n'existe point en médecine de remède plus rafraîchissant, plus calmant, plus résolutif que la saignée. Ce serait à tort que l'on craindrait de saigner les personnes maigres ; pour l'ordinaire elles sont très-sanguines, et il faut oublier leur constitution, dès que les symptômes inflammatoires rendent l'emploi de la saignée nécessaire. Nous avons souvent entendu dire à *Bosquillon*, qu'il avait préservé une jeune demoiselle de la phthisie, en la saignant de tems en tems, et dès que sa poitrine s'affectait. Cependant la phthisie dont elle était menacée était bien certainement héréditaire, puisqu'elle avait perdu cinq à six frères ou sœurs de la même maladie. On voit par cet exemple, confirmé par les observations que la pratique fournit, combien il est utile de saigner dans les engorgemens pulmonaires, et combien doit être malheureuse la pratique des médecins qui proscrivent la saignée en pareil cas.

Oui, nous posons en principe que le tiers des phthisiques qui est ainsi des fumigations résineuses ou aromatiques dans la convalescence.

Le petit-lait peut également être rendu médicamenteux à volonté, en le clarifiant ou en le mêlant avec le suc des plantes propres à combattre le mal.

Hippocrate, *Hoffman*, *Venel* et autres habiles

---

périssent chaque année, pourrait être sauvé, si dès le début de leur maladie, on combattait par la saignée la pléthore locale du poumon. Cet organe qu'on appelle, à si juste titre, le soufflet de la vie, n'est qu'un tissu spongieux gorgé de sang. Sa structure anatomique le rend donc très-susceptible d'inflammation, et de là la fréquence des phthisies de quelque nature qu'elles soient. La méthode que nous préconisons ici fut toujours celle des grands médecins ; et certainement il n'est aucun de nos Confrères qui puisse ne pas imiter leur pratique...... Mais par cela même que nous conseillons la saignée plus ou moins réitérée dans le principe des phthisies d'irritation où il y a pléthore et expulsion sanguine, on doit juger d'avance que nous condamnons l'usage du quinquina. Ce remède, comme échauffant, porte l'incendie dans le poumon, et devient alors très-nuisible. Il ne convient que dans les phthisies catarrales où le poumon est gorgé d'humeurs et non de sang. C'est faute d'établir cette distinction, que l'on voit journellement employer le quinquina dans les maladies qui le repoussent. Quelque novice que l'on soit en médecine, on sait que l'écorce du Pérou est éminemment tonique, et que son usage doit être proscrit dans toutes les inflammations. L'administrer en pareil cas, c'est conduire ses malades au tombeau, par le même chemin que l'on prend pour les rappeler à la vie.... Enfin, c'est au génie du vrai praticien à savoir placer et modérer selon la règle de l'art, l'opération de la saignée et l'administration du quinquina.

médecins ont regardé, avec raison, le petit-lait comme le premier des remèdes relâchans, humectans et adoucissans. On s'en sert efficacement dans toutes les affections des viscères du bas-ventre qui résultent de la tension ou de l'irritation nerveuse, occasionnée par quelques humeurs viciées, quelques poisons ou remèdes trop actifs ; de sorte qu'on peut le donner avec succès dans les maladies hystériques ou hypocondriaques, dans les fièvres inflammatoires, ardentes et malignes, dans les coliques d'estomac dues à la tension et à la sécheresse de ce viscère, dans les hémorragies, les diarrhées, les dissenteries, les coliques bilieuses, les tenesmes, les jaunisses commençantes, les pertes blanches, les gonorrhées, la goutte (10), etc.

Combien il serait agréable aux médecins, plus

---

(10) Dans le cas où la goutte irrégulière paraît vouloir se fixer dans le cerveau, les poumons, l'estomac, les intestins, ou sur tous autres viscères, on la rappelle de suite aux extrémités, en y appliquant les sangsues, les synapismes, les vésicatoires, les ventouses, etc.

Cette cruelle maladie vient de nous enlever, en peu de jours, deux estimables pères de famille qui peut-être auraient échappé à la mort, s'il avait été possible de leur administrer, dans le principe du mal, ces mêmes secours ou ceux que j'ai indiqués dans ma seconde lettre ; mais malheureusement les médecins ont été appelés trop tard.....

encore aux malades (11), si l'on reconnaissait que le lait, outre sa vertu nutritive, possède encore éminemment celle de guérir! On ne verrait plus alors tant de personnes relever d'une maladie aiguë pour tomber dans une maladie chronique qui les conduit insensiblement au tombeau.....

Pendant le cours de ma pratique j'ai observé, dans certaines maladies, des succès étonnans de l'usage du lait pris pour tout aliment. Je me bornerai à en donner un seul exemple.

Le 10 avril 1788, je fus consulté par MM. D......' et H......, ecclésiastiques élèves du séminaire de Grenoble : le premier était d'un tempérament sanguin, âgé de 23 ans; le second, d'une constitution phlegmatique et âgé de 20 ans. Ils avaient l'un et l'autre des symptômes de phthisie. Leur maladie s'était manifestée depuis plusieurs mois, 1.° par un crachement de sang, une toux sèche et légère, accompagnée d'une fièvre habituelle; 2.° par la

---

«(11) Il n'y a, dit l'illustre M. *Portal*, d'après *Sénèque*, qu'une
» seule manière de se bien porter et de vivre; il y en a plusieurs
» d'être malades et de mourir. A proportion, dit-il plus bas, qu'on
» se livre à l'étude des causes de nos maux, il semble qu'on en
» voit augmenter le nombre; cependant, comme on ne parviendra
» jamais à les traiter avec succès que lorsqu'on sera parvenu à les
» connaître, on comprend combien il importe, pour les progrès
» de la médecine, que ceux qui l'exercent rendent publiques les
» observations particulières que la pratique leur fournit. »

rougeur de la face ; la chaleur extraordinaire des mains, etc.

La fièvre lente qui augmentait sur le soir, la mauvaise couleur des crachats me firent croire que la maladie était au-delà du premier degré, et pour ainsi dire sans moyen de guérison. J'ordonnai néanmoins au premier l'application de quatre sangsues à l'anus, et une médecine faite avec trois onces de sirop de roses pâles : je prescrivis au second de se purger avec la même dose de sirop de chicorée composé. Je conseillai à l'un et à l'autre d'habiter la campagne (12), et de prendre pour tout aliment le lait d'une chèvre qu'ils mèneraient paître dans le bled, l'orge ou l'avoine en herbe.

J'ordonnai encore au premier de respirer matin

---

(12) Tout le monde sait que l'air d'une campagne bien aérée et l'exercice qu'on y prend, facilitent l'effet des remèdes, favorisent la circulation, la transpiration, animent l'action des nerfs, et fortifient toutes les parties du corps.

« Il est étonnant, dit *Pline*, combien le mouvement et l'exercice du corps animent l'action de l'esprit. »

J'ai cependant ouï dire qu'*Euripide*, poète tragique, se retirait dans une caverne obscure pour y composer ses tragédies, et que l'orateur grec, *Démosthène*, choisissait, pour étudier, un lieu où il ne pût rien voir ni entendre.

Ces noms sont certainement bien respectables ; mais on ne peut s'empêcher de dire qu'un ouvrage fait dans un appartement solitaire, bien aéré et bien décoré, peut être aussi bon que celui qui sera fait dans une caverne.

et soir, par la bouche et par le nez, la vapeur d'une infusion de guimauve faite au lait ; au second, celle de petite-sauge. Enfin, je prescrivis de faire déjeûner la chèvre de ce dernier avec de la baie de genièvre dans de l'orge en grain, et de blanchir la boisson des chèvres avec de la farine d'orge, d'avoine ou de bled.

Ce régime fut suivi pendant l'espace de trois mois, époque où les malades entrant en convalescence, je fis donner aux animaux de la guimauve, de la bourrache ou de la buglose, en y ajoutant des feuilles de benoîte, de chicorée et de pimprenelle.

C'est ainsi qu'au bout de six mois l'usage du lait, pour toute nourriture, a rendu à la vie deux malades que je regardais comme perdus. Depuis, ils jouissent d'une parfaite santé.

Telles sont, Monsieur, les observations que vous présente celui qui à l'honneur d'être, avec la plus parfaite considération,

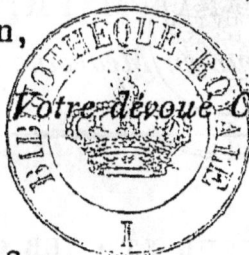

Votre dévoué Collègue.

FRIER.

Grenoble, le 25 juillet 1809.

A Grenoble, de l'Imprimerie de J. H. PEYRONARD.

QUATRIÈME LETTRE

ADRESSÉE à Monsieur le Docteur Marie de SAINT-URSIN, *rédacteur général* de la Gazette de Santé à Paris, *sur les moyens d'augmenter la quantité et les propriétés du Miel, de manière à remplacer avantageusement le Sucre;*

SUIVIE d'Observations qui prouvent qu'on peut tirer du véritable Sucre, non-seulement du Miel, mais encore de tous les fruits et végétaux dont la saveur est sucrée.

On y a joint une Note renfermant de nouvelles réflexions sur les moyens de varier à notre gré les vertus salutaires du lait, en nourrissant les animaux qui le fournissent, avec des plantes dont le suc est reconnu propre à combattre la maladie à traiter.

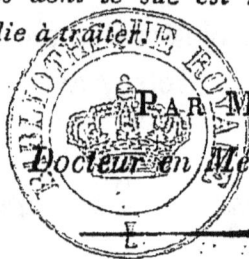

PAR M. FRIER,
Docteur en Médecine à Grenoble.

MONSIEUR ET CHER COLLÈGUE,

SI l'homme qui consacre ses talens et ses veilles à l'utilité publique, ressent une douce satisfaction en pensant qu'il peut contribuer au bien de l'espèce humaine, il reçoit la récompense la plus flatteuse de ses travaux quand des personnes éclairées veulent bien l'honorer de leurs suffrages ; tel est, Monsieur, le sentiment que j'ai éprouvé, lorsque j'ai appris l'accueil favorable que vous avez fait à plusieurs de mes ouvrages (1), principalement à ma dernière lettre relative à la manière de varier les vertus médicamenteuses du lait. Votre approbation et celle du Public sont des raisons bien puissantes pour m'engager à continuer la correspondance que vous avez consenti à établir avec moi.

Cette lettre a pour objet les moyens d'augmenter la quantité et les différentes propriétés du miel, la manière de varier celles-ci, non-seulement d'après le climat et les espèces de fleurs d'où les abeilles le tirent, mais encore d'après les diverses préparations usitées dans les pharmacies.

J'ai prouvé dans mes précédentes lettres qu'on peut, au moyen du choix des plantes dont on nourrit les animaux (2), donner au lait la vertu de

---

(1) On trouvera à la suite de la présente un extrait des divers jugemens que ce célèbre médecin à portés sur plusieurs de mes ouvrages.

(2) Qu'on se représente un terrain divisé en plusieurs carrés produisant chacun différentes plantes d'après la classification établie dans ma précédente lettre ; dans chaque carré, des vaches, des chèvres, des ânesses, des brebis attachées à des piquets, avec une assez longue corde pour que l'animal puisse

guérir la plupart des maladies dont nous sommes affligés ; et comme une découverte mène souvent à

---

se nourrir des plantes qui lui sont destinées ; les carrés et les animaux marqués par des numéros : on sera convaincu qu'on peut donner, comme remède et aliment tout à la fois, le lait de l'une aux jeunes gens épuisés par la masturbation ou le libertinage , le lait de l'autre aux convalescens d'une fièvre compliquée ; celui-ci conviendrait aux phthisiques , celui-là aux scorbutiques , tandis que d'autres seront très-salutaires aux personnes atteintes de maladies nerveuses, rhumatismales, etc.

Il existe aux environs de Grenoble un terrein qui serait très-propice à un pareil établissement ; c'est la propriété que possède l'hospice civil près des Moulins de Canel.

Si nous guérissons les enfans à la mamelle , en administrant des remèdes aux nourrices et en leur prescrivant le régime qui leur convient , pourquoi ne pourrions-nous pas en user de même à l'égard de ceux qui prennent pour tout aliment le lait des animaux ?

Les malades qui font usage du lait doivent suivre ponctuellement le régime que j'ai prescrit dans ma troisième lettre. Mais pour que le lait produise les heureux effets qu'on en attend , il faut que les animaux soient bien soignés. Je dois à cet égard rappeler ici une observation faite par le célèbre M. Parmentier : « Le trop grand chaud, le trop grand froid (dit l'auteur), » influent sur la qualité du lait, ce qui indique la nécessité » d'entretenir une température douce , et autant égale que possible dans les étables : le repos , le sommeil paraissent donner » plus de qualité au lait; celui de la traite du matin est préférable au lait de la traite du soir.

» Le repos , le sommeil influent donc essentiellement sur la » qualité du lait. Que les femmes qui nourrissent dans les villes, » livrées à la dissipation, au jeu, aux spectacles, reçoivent cette une autre, je crois qu'en faisant aux abeilles l'application du même principe, nous nous procurerions un miel également médicamenteux. Il suffirait, pour cela, de convenir que dans tel canton le miel qu'on y recueille est propre à la guérison de telle maladie, et de cultiver à cet effet autour des ruches les arbres et plantes dont les fleurs et les fruits sont reconnus propres à la combattre.

Pour ne pas tomber dans une répétition fastidieuse, je n'indiquerai pas ici les plantes qui conviennent à chaque maladie : cette classification se trouve faite en grande partie dans la *seconde et la troisième lettre* que j'ai eu l'honneur de vous adresser, ainsi que dans mon ouvrage intitulé, *Guide pour*

» leçon de l'expérience. Le chaud et le froid influent également
» sur la quantité et la qualité du lait ; et quel lait peut donner
» une femme qui s'expose à ces promenades de nuit, le corps à
» peine couvert, les bras et le sein nus ? Cette femme mise au
» régime du lait, ne voudrait pas prendre celui d'une vache,
» d'une ânesse : exposée à autant d'accidens, qu'elle cesse donc
» d'allaiter; maîtresse de s'immoler, de faire à la coquetterie le
» sacrifice de sa santé et de son existence même, qu'elle n'y
» veuille pas sacrifier celle de ses enfans. »

Cette observation me conduirait très-loin ; mais une lettre doit être courte, et d'ailleurs j'ai suffisamment parlé sur ce sujet dans le *Conseil aux femmes grosses*, dans les *Observations relatives aux causes des maladies catarrhales, épidémiques et pestilentielles*, et dans le *Guide pour la conservation de l'homme.*

la conservation de l'Homme. Je me bornenai à un exemple. Si un propriétaire de ruches garnit les bords des allées de son jardin d'œillets simples, de thym, de romarin, de lavande, de serpolet, de jasmin, de mélisse et d'orangers, que les murs environnans soient tapissés de pêchers, d'abricotiers, de vignes, la basse-cour ombragée de tilleuls, et qu'autour de sa maison il existe une prairie et un verger émaillés de fleurs, il récoltera un miel excellent pour les maladies internes.

On pourrait m'objecter que les abeilles sont dans l'usage d'aller chercher au loin leur nourriture : je réponds que c'est parce qu'elles ne la trouvent pas auprès de leur habitation, et que les insectes comme les hommes ne prennent jamais des peines inutiles.

Permettez-moi, Monsieur, de mettre sous vos yeux un abrégé de l'histoire (3) de cet insecte précieux.

---

(3) Depuis quelques années, je m'occupais, dans mes momens de loisir, à analyser l'histoire des abeilles, et à y joindre de nouvelles observations concernant les moyens de conduire et de favoriser la propagation de ces insectes ; j'allais livrer ce petit ouvrage à l'impression lorsque j'ai lu, dans le n.º 174 de la *Gazette nationale*, le rapport flatteur qu'a fait l'Institut de France sur l'*Essai relatif aux abeilles*, par M. *Feburier*. Je m'empressai de faire venir cet ouvrage que j'ai trouvé parfait ; aussi me borné-je à ne publier du mien que l'analyse de l'histoire de ces insectes, ainsi que de la partie qui traite du miel, et à inviter tous les propriétaires des ruches à se procurer l'excellent ouvrage de M. Feburier.

On voit les abeilles, après le lever du soleil, sortir avec empressement de leurs ruches pour aller chercher dans les fleurs qui leur conviennent la substance mielleuse, et on observe qu'elles s'arrêtent de préférence sur les plantes aromatiques.

Le tems de leur récolte dure autant que la saison des fleurs, et lorsqu'elle est finie, les fruits qui succèdent leur sont encore d'une grande ressource.

Les abeilles entrent dans le calice des fleurs, pour y recueillir avec une adresse et une activité merveilleuses la liqueur mielleuse qui s'y trouve épanchée; et c'est là qu'elles puisent le miel ou le suc propre à le former.

L'abbé Rosier dit « que rien n'est aussi admi-» rable et si difficile à saisir que le mécanisme » employé par l'abeille pour enlever le miel que lui » offrent les végétaux. » Il ajoute : « Les expériences » que le célèbre Réaumur a faites pour connaître » de quelle manière elles recueillent le miel épanché » dans le calice des fleurs, nous ont découvert des » vérités inconnues jusqu'à lui. »

L'abeille lèche et happe la liqueur mielleuse de manière qu'elle soit portée de sa bouche dans l'œsophage, et de là dans le premier estomac où elle souffre un degré de coction qui, sans altérer la qualité, l'épaissit, la condense, et prépare ainsi le miel. Dès que l'abeille se trouve rassasiée et suffisamment chargée, elle dirige son vol vers son habitation, va au fond du magasin quitter sa charge et dégorger dans sa cellule, par un mouvement de contraction semblable à celui des animaux rumi-nans, la provision qu'elle a ramassée dans les fleurs; dépôt où ce suc achève de fermenter peu-à-peu jusqu'à ce qu'il devienne miel parfait. A mesure que cette fermentation s'opère en vertu du principe qu'il a reçu dans l'estomac de l'abeille, les parties les plus grossières prennent la circonférence de l'alvéole, et forment la cire. Sans entrer dans le détail des causes qui provoquent le développement des principes fermentescibles qui déjà sont connus; je dirai que si le résultat du nectar des fleurs recueilli par les abeilles forme le miel, ce dernier est néanmoins en partie animalisé par ces insectes; et c'est ce qui le distingue du sucre de canne.

« On a établi depuis long-tems une grande ana-
» logie entre le miel et le sucre (dit l'illustre Four-
» croy), soit à cause de sa saveur, soit à cause de
» l'usage qu'en faisaient les anciens qui ne connais-
» saient que très-peu le sucre de la canne, et qui
» ne l'employaient point.

» Les opérations chimiques ne montrent que peu
» de différence entre ces deux matières. Le miel
» dont la couleur, la consistance, la saveur et
» l'odeur varient beaucoup suivant les pays et les
» plantes que les abeilles habitent ou parcourent;
» donne au feu; et par la distillation, les mêmes
» produits que le sucre; il est en partie soluble dans

» l'alcohol, par le moyen duquel on peut en extraire
» un véritable sucre concret ; on prétend même
» que les anciens lui donnaient cette forme. On
» le blanchit en le dissolvant dans l'eau , et en
» chauffant la dissolution avec le charbon. »

Chacun sait que le miel est une substance épaisse,
fermentative, douce, sucrée, que les abeilles tirent
des fleurs, ainsi que nous l'avons déjà dit. Ces principes doux et aromatiques se dissipent par une trop
forte et trop longue ébullition ; c'est pourquoi il
convient de ne point le tenir trop long-tems sur le
feu, lorsqu'on veut le conserver dans son état naturel.

Le miel est un fondant et un résolutif très-efficace
qu'on néglige mal à propos dans le traitement de
plusieurs maladies chroniques qui tiennent à un
embarras ou engorgement atrabilaire des viscères
du bas-ventre , comme dans les sujets mélanco-
liques, hypocondriaques ou hystériques. *Boerhaave*
dit, avec raison, que le mélange du miel avec le
fruit produit la fonte des humeurs. *Rivière* rapporte
qu'une phthisie qui avait été abandonnée par les
médecins, fut guérie par l'usage du miel rosat ; un
autre a vu une jeune fille attaquée d'une phthisie
pulmonaire ulcéreuse , survenue à la suite d'une
hémophtysie , et qui s'est guérie en mangeant du
miel étendu sur du pain de seigle.

Le miel comme nourriture (dit M. *Feburier*)
« a été recherché de tems immémorial, soït pur;

» soit mêlé avec d'autres alimens. Les Tartares et
» les Arabes bédouins vivaient jadis et se nour-
» rissent encore de miel et du lait de leurs jumens
» ou de leurs chameaux. Les Grecs et les Romains
» en faisaient un grand usage ; ils le mêlaient dans
» beaucoup d'alimens, et même dans leurs vins, et
» tous les peuples modernes en faisaient une grande
» consommation avant l'usage du sucre. Aussi,
» pendant le régime féodal, tous les seigneurs
» français tiraient un grand revenu des droits im-
» posés sur les ruches. » « Le miel, dit-il ailleurs,
» peut aussi servir comme conservateur des corps
» qui en sont couverts; préservés du contact immé-
» diat de l'air, ils peuvent se conserver long-tems.
» On peut employer ce moyen pour transporter au
» loin des œufs d'oiseaux précieux, des graines et
» des greffes.

» On voit par tous ces détails combien le miel
» est utile, et combien il est avantageux de mul-
» tiplier les abeilles, autant que l'Empire peut en
» nourrir. On doit y être d'autant plus porté, que
» cette culture n'emploie d'autre terrein que celui
» du rucher, et ne nuit en rien aux autres branches
» de l'agriculture. »

Depuis qu'on a découvert le sucre, le miel n'est
plus d'un usage aussi fréquent. Les anciens employaient souvent le miel, non-seulement dans des
maladies, mais encore dans l'apprêt de leurs mets;

ils le mêlaient aussi (dit *Virgile*) avec le vin âpre
et dur, pour en corriger les mauvaises qualités.
Quelques-uns le regardaient presque comme un
remède universel, le croyaient propre à préserver
de la corruption et à prolonger la vie. *Pythagore* et
Démocrite ne prenaient point d'autres alimens que
du pain avec du miel, dans la persuasion que cette
nourriture prolongerait leurs jours. *Pollion*, parvenu
à une belle et extrême vieillesse, répondit à *Auguste*
qui lui demandait par quel secret il était parvenu à
un âge si avancé, sans infirmités, qu'il n'en avait
pas d'autre que le miel dont il se nourrissait.

L'abbé *Rosier* rapporte « que cette substance
» était en si grande vénération dans ce tems-là,
» qu'on la regardait comme une nourriture sacrée;
» aussi les anciens l'appelaient un don des dieux,
» une rosée céleste, une émanation des astres. »

Si les anciens faisaient usage du miel avec tant
d'avantage avant la connaissance du sucre, pourquoi
ne les imiterions-nous pas, sur-tout aujourd'hui que
le sucre est hors de prix? Pourquoi chaque propriétaire des campagnes n'aurait-il pas des abeilles dans
son jardin ou dans sa basse-cour? Alors chacun
aurait chez soi un sucre naturel et pourrait en fournir
au habitans des villes qui, au lieu de faire déjeûner
et goûter leurs enfans avec du beurre ou du fromage, leur donneraient à manger du miel étendu
sur du pain, ce qui serait infiniment plus salutaire.

Le miel, dans la composition des remèdes, doit être préféré au sucre, par la raison que celui-ci a perdu au raffinement la plus grande partie de son mucilage. D'ailleurs les auteurs ne s'accordent pas sur les qualités du sucre : les uns disent qu'il est contraire dans les affections de poitrine, les autres soutiennent qu'il est merveilleux. Silvius, Van-Helmon, etc., prétendent que le sucre engendre la pituite au lieu de la chasser. Je laisse à l'expérience et aux savans la discussion de cette question, et je termine en disant que le miel est nourrissant, digestif, laxatif, apéritif, purgatif, diurétique, résolutif, atténuant, incisif, pectoral, béchique, propre à adoucir l'âcreté des humeurs et à les évacuer; **il** est encore détersif, dessicatif, etc.

Les vertus du miel varient aussi par ses préparations pharmaceutiques, auxquelles on donne différens noms, comme hydromel, oxymel simple ou composé, miel de nénuphar, violat, mercuriel, miel de concombre sauvage, de romarin, scillitique, rosat, et miel de longue-vie.

On peut faire avec le miel des sirops, des liqueurs, des compotes ou confitures, des boissons très-agréables et très-salutaires, sur-tout pour les tempéramens pituiteux, pour ceux qui, par quelques maladies ou autrement, abondent en humeurs grossières et visqueuses : aussi les médecins l'ordonnent-ils préférablement au sucre (4), dans des tisanes, dans des gargarismes, lavemens, etc.

Les chirurgiens en font avec succès des lotions pour déterger les ulcères invétérés et malins ; avec le miel , ils guérissent la brûlure , les plaies , la piqûre des abeilles, etc.

Je ne puis me refuser au plaisir de copier ici les réflexions faites au sujet du miel par les rédacteurs de la Pharmacopée (5) , publiée en l'an 10 , par ordre du Ministre de l'Intérieur.

_____

(4) M. *Proust*, savant chimiste, a trouvé dans le miel deux sucres différens, le sirupeux et le grumeleux. Il veut dire sans doute que la partie qui se cristallise forme le sucre, et l'autre le sirop. M. *Baumé* dit qu'il est très-possible de tirer du miel, et même avec profit, un sucre semblable à celui qu'on obtient des cannes à sucre. « Ma conjecture, continue-t-il, est fondée sur des expériences que j'ai faites, et au moyen desquelles j'ai tiré du miel, par la cristallisation, un sucre qui ne différait en rien du sucre candi ordinaire. » J'ajouterai que non-seulement le miel peut remplacer le sucre , mais qu'on peut encore extraire un véritable sucre des sucs de tous les fruits et végétaux dont la saveur est sucrée, tels que l'érable, les raisins, les cerises, les mûres, les poires, les pommes, les figues, les prunes, les bette-raves, les carrottes, les mélons, la tige du blé de turquie ou maïs (Le grain de cette dernière plante peut nous fournir en outre un café salutaire); etc.

Monsieur le docteur Marie de Saint-Ursin a observé, dans sa Gazette de Santé, que la tige du blé de turquie ressemblait à celle de la canne à sucre, et qu'elle pouvait remplacer cette dernière. Il nous a aussi donné la manière d'obtenir de cette tige du sucre et du sirop, d'après M. Boyveau.

(5) Elle devrait être dans les mains de tous les gens de l'art.

« Quelques pharmacologistes recommandables
» ont essayé d'apporter des changemens à certains
» électuaires, en substituant le sucre au miel ; mais
» ces changemens paraissent avoir été dictés plutôt
» par l'arbitraire que par une saine critique : ils
» n'ont pas fait attention à cette loi générale dont
» les Arabes, nos maîtres dans l'art de préparer les
» électuaires, ne se sont jamais départis ; ils y
» employaient toujours le miel quand ils faisaient
» entrer des poudres. »

Il reste une infinité de choses à dire sur les
vertus médicamenteuses du miel ; mais une lettre
n'est point un traité de matières médicales : je dois
néanmoins faire observer qu'il est nécessaire de
préparer les substances sucrées ou mielleuses dans
des vaisseaux d'argent, de plomb, de fer ou de
terre, et non dans des vases de cuivre.

Le miel blanc de Narbonne (6) est le plus estimé
dans l'emploi des médicamens internes ; vient ensuite
celui des abeilles qui habitent les montagnes les plus
élevées, situées au levant ou au midi. On donne le
nom de miel *vierge* à celui qui coule de lui-même,
lorsqu'au sortir de la ruche, après avoir mis les
gâteaux sur une passoire, on le reçoit dans des
vaisseaux placés à cet effet.

_____

(6) Le miel de Narbonne tire son goût balsamique du romarin,
de la mélisse, et de quantité d'autres plantes odoriférantes qu'on
trouve dans les montagnes qui avoisinent cette ville.

Le miel jaune est d'une qualité inférieure , quoique très-bon : il n'a pas toujours eu cette couleur;
il est premièrement un peu pâle , et c'est à mesure
de sa vieillesse qu'il devient jaune , de même que
le blanc perd aussi un peu de sa blancheur.

On sait qu'en général le miel ne diffère que du
plus ou moins pour la bonté et le goût; il peut y
en avoir cependant qui , quoique d'un goût agréable,
soit d'une mauvaise qualité et devienne un aliment
dont il serait on ne peut pas plus dangereux de faire
usage : de même que les plantes aromatiques contri-
buent à sa bonne et bienfaisante qualité, celles qui
sont mauvaises , qui contiennent des sucs malfai-
sans , vénéneux , peuvent aussi lui donner des qualités dont il serait très-imprudent de faire l'épreuve.
L'aventure des Dix-Mille, rapportée par Xénophon,
prouve ce fait. Arrivés près de Trébisonde , où ils
trouvèrent une grande quantité de ruches d'abeilles,
ils mangèrent du miel avec avidité ; il leur survint
un dévoiement continuel, suivi de rêveries et de
convulsions , ensorte que les moins malades ressem-
blaient à des personnes ivres, les autres à des fu-
rieux ou à des moribons; on voyait la terre jonchée
de corps , comme après une bataille : personne
cependant n'en mourut , et le mal cessa le lendemain , environ à la même heure qu'il avait commencé ; de sorte que les soldats se levèrent le 2.ᵉ
ou le 3.ᵉ jour, mais en l'état où l'on est après avoir
pris une forte médecine.

Notre habile *Tournefort* qui cite ce passage de Xénophon, dans la dix - septième lettre sur son voyage au levant, pense que le miel avait tiré sa mauvaise qualité de quelques-unes des espèces de *Chamoethodadenaros* qu'il a trouvées auprès de Trébisonde.

Il paraît que Pline a copié Dioscoride, en parlant de ce miel, et que la cause de ces mauvais effets n'a été connue que par Tournefort, puisque Aristote croyait que les abeilles le ramassaient sur les buis.

Le miel des abeilles qui sont logées près des buis, a un goût âcre, dur, et doit être sudorifique et purgatif; en conséquence, on ne doit point planter du buis près des ruches, par la raison que le miel qui en résulterait pourrait devenir dangereux. Il en est de même de l'if, de la jusquiame et de la scrophulaire.

Si donc le miel n'est autre chose que l'essence des fleurs des végétaux, animalisée par les abeilles qui le fabriquent, et si le lait n'est également que l'essence des plantes dont se nourrissent les bêtes qui le fournissent, et animalisée par elles, nous trouverons facilement dans ces deux alimens tous les remèdes naturels qu'on tirerait de la plus grande partie des végétaux : ils sont préparés par la nature, et ne sauraient être altérés.

Enfin, si nous trouvons tant de vertu dans le lait et dans le miel, c'est alors que nous pourrons dire

avec *Boerhaave* ; « que pour faire la médecine
» il ne faut que de l'eau , du vin , du vinaigre, de
» l'orge , du nitre , du miel , de la rhubarbe, de
» l'opium , du feu et une lancette. » « Les sources
» médicales , dit-il ailleurs , quelques sels , les
» savons, le mercure, le marc, une diète salutaire,
» ne laissent plus rien à desirer au médecin. »

Qu'il nous soit cependant permis de joindre aux
moyens de guérison indiqués par ce grand-homme,
le lait, l'exercice, les fumigations, les fomentations,
les sangsues, les vésicatoires et les ventouses.

Je crois inutile de dire qu'on doit habituer graduellement le malade à l'usage du miel , en com-
mençant par une petite dose, ainsi que nous l'avons
dit du lait.

Recevez, Monsieur et cher Collègue , les assurances de ma parfaite considération.

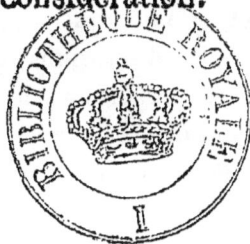

FRIER.

EXTRAIT

EXTRAITS DIVERS

D E *l'intéressante* Gazette de santé *rédigée par*
M. MARIE DE SAINT-URSIN, *docteur en méde-
cine à Paris, relativement aux ouvrages de*
M. FRIER, *docteur en médecine à Grenoble.*

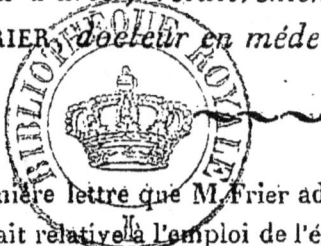

LA première lettre que M. Frier adressa à M. Marie de Saint-
Ursin, était relative à l'emploi de l'émétique, et à la prévention
trop généralement établie contre la saignée. Elle a pour épigraphe :

> « Combattre les abus, réprimer les erreurs, donner des
> » avis salutaires ; tel est le devoir de l'homme en société. »

Dans le n.º 13, an 1807 : « Nous citons, dit M. Marie de Saint-
Ursin, avec bonne foi cet écrit, parce qu'il justifie franchement
son épigraphe. On y remarque un ton d'urbanité qui devrait
être celui de toutes les discussions savantes. Nous ne pouvons
d'ailleurs trop louer l'érudition, le ton décent, et les hono-
rables motifs qui ont dirigé cette lettre.

» M. *Frier* est connu par plusieurs autres ouvrages utiles, et
notamment par *une Lettre sur la Panification ; le Guide pour
la conservation de l'Homme, etc. ; le Conseil aux Femmes
grosses ; l'Instruction aux gardes malades ; les Observations
sur les mauvais effets des morsures et piqûres des bêtes vénimeuses ; les Réflexions sur les fièvres catarrhales, épidémiques
et pestilentielles, etc. ; le Conseil aux habitans de Grenoble,
sur les maladies régnantes,* généralement marqués au coin de
l'observation et du jugement le plus sain, et respirant la plus
pure philantropie. »

Relativement à la seconde lettre sur les causes et les moyens prophylactiques et curatifs des maladies nerveuses, hypocondriaques ou hystériques, et qui a pour épigraphe :

« Du choc des opinions, jaillit la lumière. »

au n.º 8 de l'an 1809, il est dit : « *Voici encore un opposant à l'administration inconsidérée du quinquina*, et le parti grossit à mesure qu'on s'apperçoit des funestes résultats de son abus. Si une fausse honte ne retenait ceux qui se sont prononcés trop précipitamment pour ce médicament héroïque, ne doutons pas que nous ne comptassions beaucoup de déserteurs parmi les Brownistes qui, éclairés par l'expérience, sauraient que la médecine expectante, plus conforme au vœu de la nature, ne la prive point de ses ressources, ne contrarie point ses efforts.

» C'est sur-tout dans les affections catarrhales que le docteur *Frier* blâme l'emploi à forte dose du quinquina, de l'émétique, du kermès, et autres remèdes actifs ordonnés un peu légèrement.

» Ce n'est pas, dit M. Frier, que je désapprouve ces grands remèdes lorsqu'ils sont sagement administrés ; il est même des cas où il faut nécessairement y avoir recours.

» Si la nature triomphe, ajoute-t-il, on en fait honneur à ces remèdes violens ; si elle succombe, leurs prôneurs assurent qu'ils ont été donnés trop tard et à trop petites doses, etc.

» Nos abonnés se rappelleront peut-être que nous avons annoncé dans le n.º 15, 1.er mai 1807, une première lettre du docteur *Frier*, relative à l'emploi de l'émétique, comme moyen curatif des maladies catarrhales, et à la prévention trop générale contre la saignée. Celle-ci a pour but le traitement des affections nerveuses ou vaporeuses, dont il rapporte les causes pré-disposantes, aux erreurs qui se commettent dans l'éducation des enfans, aux vices héréditaires de complexion, aux mauvais effets de l'air, des boissons et des alimens, à la sensibilité extrême du système nerveux, à la faiblesse ou à la tension

extraordinaire dans la constitution individuelle, le racornissement de la fibre, et l'acrimonie des humeurs contenues dans
l'estomac et les intestins.

» Les causes occasionnelles sont attribuées à la vie molle,
voluptueuse ou trop sédentaire ; aux longues abstinences, qui
sont une des causes de la fureur utérine ; à la nourriture de mau-.
vaise qualité et mal digérée.... ; aux glaires, aux vers.... ; à
l'abus des liqueurs, du thé, du café.... ; aux travaux pénibles
du cabinet.... ; à l'exercice violent, à la suppression des évacuations ou à leur surabondance ; aux affections morales.... ; à la
pléthore, aux changemens brusques de température, aux gales,
et aux dartres rentrées. Les causes prochaines sont la prédominance de l'action des fluides sur les solides, et la réaction de
ces derniers, d'où naissent les obstructions des vaisseaux sanguins ou lymphatiques, des glandes, etc.

» Nous ajouterons que le docteur Frier, après avoir analysé
les sentimens de tous les meilleurs auteurs, tant sur les causes,
les caractères, que sur le traitement et les moyens prophylactiques des maladies nerveuses, donne lui-même le traitement
que l'observation et l'expérience lui ont fourni. »

Le docteur Marie de Saint-Ursin termine l'analyse de cette
lettre, en disant : « Nous attendons la troisième lettre du
docteur Frier, pour apprécier le mérite de sa découverte d'une
panacée jusqu'ici vainement cherchée, et qui consiste à nourrir
les bêtes qui donnent du lait, de plantes dont le suc soit propre
à combattre la maladie à traiter.

» Ce serait, ajoute M. le docteur Marie de Saint-Ursin, la
solution heureuse du problème que nous indiquâmes, il y a 5
ans, dans notre *Gazette*, à la méditation des savans, de *la
médecine par les alimens*.

Au sujet de la troisième lettre du docteur Frier, M. Marie de
Saint-Ursin s'exprime ainsi :

« Nous avons annoncé dans le dernier numéro (11 août
1809) cette lettre qui a pour but un objet de la plus haute

importance. Pour arriver à ce but, l'auteur qui a déjà fait ses preuves de sage médecine et de philantropie (*vir bonus agendi peritus*) propose deux moyens, 1.º d'habituer graduellement les animaux dont on veut prendre le lait, à se nourrir des plantes reconnues propres à combattre les maladies que nous avons à traiter, ou tout au moins mêlées au bon fourrage provenant des montagnes situées au levant ou au midi; 2.º de faire prendre au malade le lait mélangé avec les infusions, décoctions ou sucs des plantes que les animaux répugneraient à manger.

» On peut, dit l'auteur, rendre à volonté le lait purgatif, sudorifique, tonique, anti-scorbutique, diurétique, etc. ; et l'une des preuves que le lait contracte les propriétés des plantes dont se nourrissent les animaux, c'est qu'il en prend le goût.

» Le motif de la préférence à accorder au lait médicamenteux, même donné en décoction ou en nature, est fondé sur la facilité d'assimilation que possède bien plus énergiquement un véhicule animalisé que tout autre produit de l'art.

» S'agit-il, dit le docteur Frier, de traiter une maladie qui reconnaisse pour cause l'épuisement, la faiblesse et le relâchement de la fibre ? on nourrit l'animal avec des feuilles de chicorée, de benoîte, de chardon, d'absinthe, ou avec du mais, de l'avoine, de l'orge ou du blé en herbe; on compose son déjeûner de baies de genièvre, mêlées avec la farine qui provient des grains de ces dernières plantes, avec laquelle on blanchit sa boisson.

» La fibre est-elle trop tendue, les humeurs sont-elles trop âcres, y a-t-il ardeur dans le sang ? on nourrit l'animal de mauve, de blette, d'épinard, de laitue, de trèfle, de luzerne, etc.

» Faut-il arrêter un crachement de sang ou un vomissement? on fait boire le lait froid, et l'animal est nourri de feuilles d'ortie, de plantain, de grande consoude, de mûrier, d'orme, de frêne, etc.

» Avez-vous à traiter des maladies chroniques de la poitrine et du bas-ventre, avec engorgement ou ulcère au poumon, aux

reins, à la matrice? alimentez la nourrice de feuilles de guimauve, de bourrache, de buglose, d'angélique, de pimprenelle,
de bouillon blanc, de capillaire, etc.

» Dans le traitement de l'hydropisie ou du scorbut, on donne
à manger à la bête des feuilles d'asperges, d'arrète-bœuf, de
chicorée, de cresson, de rave, de navets, de choux, de bourgeons de genièvre, de pousses de sapin, etc.

» Est-il question de maladies spasmodiques? que le repas de
l'animal abonde en feuilles de tilleul, de mélisse, de mauve,
de guimauve, de violettes, de laitue, de pimprenelle, comme
on lui sert des feuilles de pécher, de sureau, d'oseille, si l'on
veut donner au lait une qualité purgative (1).

_____

(1) « Depuis long-tems, dit M. Marie de Saint-Ursin, la médecine
réclamait dans la capitale un établissement dont nous avions pres-
senti l'utilité, et qui peut résoudre une des parties du problème *de
la médecine par les alimens*, problème que nous avions soumis à la
méditation des savans. M. le docteur Frier nous promit sur cette
importante matière, et nous annonçâmes dans le n.º 8 (11 mars
dernier), un travail que son exactitude accoutumée vient de nous
permettre de faire connaître. »

Les idées de M. Frier ont déjà donné naissance à un semblable
établissement, annoncé par M. Marie de Saint-Ursin en ces termes,
dans sa Gazette du 21 août 1809 : « Madame *Amavet*, à Passy, près
» Paris, Grande-Rue, n.º 5, a fondé un établissement de lait médica-
» menteux de chèvres et d'ânesses, en assez grande quantité pour
» pouvoir fournir les malades en tout genre qui voudront recourir à
» ce moyen de médication ; mais elle n'en donne que sur les ordon-
» nances des gens de l'art, et ne se mêle du tout que d'exécuter
» fidèlement leurs prescriptions. Tandis que le docteur Frier, de
» Grenoble, fondait la théorie de la troisième lettre qu'il nous avait
» promise sur le sujet dont il nous avait parlé dans la seconde, un
» cultivateur la mettait ici en pratique. » Madame *Amavet*, douée
» d'un goût particulier d'observation, et dirigée par des conseils
» utiles (sans doute par ceux du philantrope qui parle), a divisé les

» N'est-ce pas par les nourrices qu'on purge les enfans à la
mamelle ? Ne leur défend-on pas l'usage des ragoûts épicés,

» différens emplois d'un troupeau d'ânesses, tellement que par un
» choix raisonné de nourriture appropriée, le lait de celle-ci convient
» aux phthisiques, cet autre aux convalescens d'une fièvre aiguë, à
» un enfant nouveau-né; celui-ci, à un jeune vieillard épuisé par des
» jouissances solitaires; celui-là, à un homme exténué par des actes
» de bravoure érotiques; à une femme amaigrie par les fleurs blanches
» ou torturée d'affections nerveuses. Ici c'est un goutteux, un scorbu-
» tique, un dartreux; là, un vénérien, un cancéreux qui puisent à la
» ronde dans la coupe couronnée de lait la santé et la vie. Outre
» l'usage de végétaux choisis selon l'espèce du mal à guérir, et donnés
» trois heures seulement avant le tirage du lait, ces animaux paissent
» dans une vaste prairie voisine, abondante en herbes les plus
» salubres, tandis que le lait d'ânesse, à Paris, n'est que le résultat
» de fourrage sec, mangé par de malheureuses bêtes enfermées du
» matin au soir, et croupissant dans un cloaque infect.

» En prévenant deux jours seulement d'avance madame Amavet,
» on reçoit d'elle un numéro indicateur du genre de lait à boire,
» d'après la maladie à traiter et la prescription du médecin. On
» trouve à la même adresse, du lait de chèvre également approprié
» à l'indication médicale à remplir. »

Je joins mes félicitations à celles qui, sans doute, sont adressées
par une foule de malades qui ont recouvré et recouvrent encore leur
santé dans ce précieux établissement formé à la voix de M. le docteur
Marie de Saint-Ursin. Cet établissement suffirait pour lui faire
décerner le titre honorable d'ami de l'humanité, si déjà il n'en était
décoré depuis long-tems.

Espérons que de pareils établissemens se propageront non-seulement dans la capitale, mais encore dans toutes les villes principales
de l'Empire. J'ai déjà dit qu'il existait aux environs de Grenoble un
vaste terrain très-propre à cet usage. Alors on n'aurait plus à craindre
les mauvais effets d'un lait que des animaux mal soignés nous fournissent. Si l'on ordonne un bon régime, varié selon le besoin, aux

salés, *les crudités, les liqueurs, et même les passions trop
rives, et jusqu'aux droits de l'hyménée dans la crainte d'altérer leur lait?*

» Le lait, dit encore le docteur Frier, peut se mêler à l'eau,
aux émulsions, au miel, au sucre, aux sirops, aux bouillons
de veau, de poulet, d'agneau, de grenouilles, au thé, au café,
sur-tout celui d'orge et de chicorée torréfiées. Il se marie aux
farineux, aux œufs, aux sucs des fruits, aux eaux minérales et
aromatiques, et la facilité de le couper avec les liquides appropriés, ôte tout prétexte d'excuse aux personnes qui prétendent
qu'il ne leur passe pas. Le vin, la bière, l'eau-de-vie et le café
ne nous passent pas dans l'enfance, et cependant on s'y habitue.
Le secret pour s'accoutumer à l'usage du lait, est de le prendre
en petite quantité d'abord, et associé à quelque breuvage qui
nous plaise et convienne à notre estomac. La meilleure manière
de le prendre, pour les enfans sur-tout et les malades, serait de
teter la bête qui le donne. Il existe dans cette liqueur animale
un arome vital qui s'évapore par le contact de l'air, et c'est la
raison pour laquelle la chèvre est, de tous les animaux, le plus
propre à remplir les fonctions de nourrice domestique ; mais si
l'on ne peut le prendre ainsi, qu'au moins tiré dans un vaisseau
de terre, plongé dans de l'eau tiède et bouché ensuite hermétiquement, le lait ne sorte de ce vase que pour être bu pur ou
mêlé à la boisson médicamenteuse et appropriée. Ajoutons que le

---

mères qui alaitent leurs enfans, pourquoi n'en userait-on pas de même
à l'égard des animaux destinés à remplir les fonctions de nourrices
d'enfans ou de malades?

Espérons aussi qu'on formera des fabriques propres à extraire le
sucre qui existe tant dans le miel que dans les végétaux et les fruits
dont la saveur est sucrée, en prenant pour base les principes établis
dans ma précédente lettre et dans le *Plan sur l'utilité publique*, ouvrage que j'ai fait paraître en 1791.

moyen le plus sûr de faire passer le lait, est de purger auparavant le malade avec quelques doux évacuans, si la langue présente une saburre bilieuse. »

« *Nous ne pousserons pas plus loin l'examen de ce sujet,* dit le docteur Marie de Saint-Ursin, *quelque intérêt qu'il offre à toutes les classes de la société, comme à tous les âges; et nous renvoyons au petit ouvrage même dont nous avons extrait ce que nous venons de dire, en remerciant M. le docteur Frier d'avoir si bien tenu sa parole, et d'avoir assez apprécié notre philantropie, pour être persuadé que nous nous empresserions de publier ce résultat de ses recherches.....*

En parlant du *Guide pour la conservation de l'homme,* Monsieur le docteur Marie de Saint-Ursin dit que *cet ouvrage respire l'hypocratisme le plus pur, une profession constante de respect pour les lois de la nature; et nous le recommandons d'autant plus volontiers, que conformément à notre opinion, il a plutôt pour but de prévenir les maladies que d'indiquer les moyens de guérison.*

Aussi le docteur Frier a-t-il donné à un de ses ouvrages l'épigraphe suivante :

> « Il est plus facile et plus avantageux de prévenir
> » les maladies que de les traiter.

Grenoble, ce 1.er août 1810.

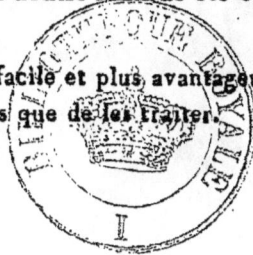

A Grenoble, chez J. H. PEYRONARD, Imprimeur.